李時珍脉象图谱

LI SHI ZHEN

世之医病两家 咸以脉为首务

甄思圆◎编著

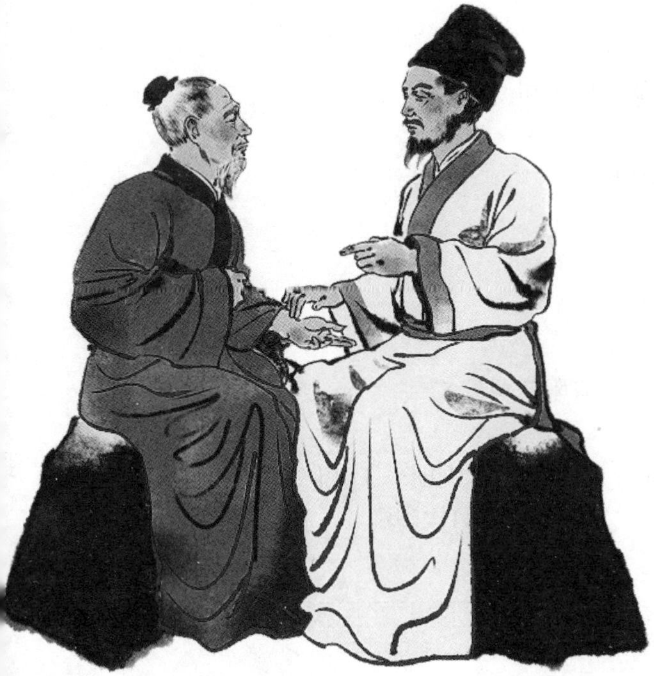

天津出版传媒集团
天津科技翻译出版有限公司

图书在版编目（CIP）数据

李时珍脉象图谱 / 甄思圆编著. -- 天津 : 天津科技翻译出版有限公司, 2025. 5. -- ISBN 978-7-5433-4670-3

Ⅰ. R241.19

中国国家版本馆CIP数据核字第20254Z3V83号

李时珍脉象图谱

LISHIZHEN MAIXIANG TUPU

出　　版：天津科技翻译出版有限公司
出 版 人：方　艳
地　　址：天津市和平区西康路35号
邮政编码：300051
电　　话：（022）87894896
传　　真：（022）87893237
网　　址：www.tsttpc.com
印　　刷：三河市天润建兴印务有限公司
发　　行：全国新华书店
版本记录：710mm × 1000mm　16开本　9.25印张　110千字
2025年5月第1版　2025年5月第1次印刷
定价：68.00元

前　言

自古以来，中医之道，博大精深，而脉诊作为中医四诊之一，更是医者洞察人体内部状况，预知疾病的重要手段。李时珍是被后世尊称为“药王”的医学名家，他的《濒湖脉学》更是中医脉诊领域的瑰宝，作为一部集大成的脉学经典，它不仅系统地总结了前人的智慧，更以李时珍深厚的医学造诣和独到的见解，为中医脉诊的发展做出了贡献。本书意在引导读者走进《濒湖脉学》的殿堂，领略其独特的魅力，感悟中医脉诊的深远意境。

第一章：脉学知识

中医脉诊，源远流长，它不仅是医者感知生命韵律的桥梁，更是中医理论的基石。本书第一章《脉学知识》，系统地介绍了脉诊的基本原理、方法及其在临床中的应用，旨在让读者对脉诊有一个初步而全面的认识。通过这一章节的学习，读者将了解为何医者要“望、闻、问、切”，为何脉诊能够成为中医诊断的“金标准”。更重要的是，读者可以掌握一些基本的脉诊技巧，为后续深入学习《濒湖脉学》打下坚实的基础。

第二章：跟着药王学辨脉

如果说第一章是脉诊的入门篇，那么第二章便是深入探索。在这一章节中，我们详细解读了李时珍提出的27种脉象，从古文记载到脉理分析，再到脉象特点、体状诗及译文解析，读者将深入了解每一种脉象的成因、特点及其在中医临床中的诊断价值。同时，我们还对相兼脉、无脉、反关脉、真脏脉、止脉、政脉等特殊脉象进行了详细介绍，使读者能全面理解并掌握这些脉象的辨识方法。此外，我们还对《濒湖脉学》中的四言诀进行了详细的解读，帮助读者更好地理解李时珍的脉学思想。

第三章：脉象鉴别

中医脉诊的精髓在于脉象的精准辨识。在本书第三章《脉象鉴别》中，我们运用了比类法和对举法，对相似脉象和相对脉象进行了深入细致的鉴别。通过这一章节的学习，读者将能够掌握一些实用的脉象鉴别技巧，提高自身的诊断能力。

第四章：常见疾病的辨脉诊治

理论的学习最终要服务于临床实践。在本书第四章中，我们结合中医临床实际，介绍了咳嗽、胃痛、便秘等常见疾病的辨脉诊治方法。读者能直观地感受到脉诊在中医临床中的应用价值，进一步加深对脉学的理解和认识。

第五章：《濒湖脉学》学术特点与传承

在本书第五章中，我们总结了《濒湖脉学》的6个学术特点，并探讨了它对《黄帝内经》《难经》《脉经》等中医经典著作的传承与发展。通过这一章节的学习，读者将更加清晰地认识到《濒湖脉学》在中医脉学史上的重要地位和贡献。

总之，本书旨在为读者详细解读《濒湖脉学》。通过系统而全面的学习，读者可以深入了解李时珍的脉学思想，提高自身的诊断能力，并将所学知识应用于临床实践。我们相信，这本书将成为中医爱好者和从业者学习《濒湖脉学》的重要参考书籍，为推动中医事业的发展贡献一份力量。

目　录

第一章　脉学知识

目 录

第二章 跟着药王学辨脉

第三章 脉象鉴别

目　录

第五章　《濒湖脉学》学术特点与传承

第一章　脉学知识

一、了解脉诊

（一）脉、脉象与脉诊

“脉”字本义为“水之衺流别”，进而引申为人体之脉像河流的分支一样遍布体内的气血通路。早在《素问·脉要精微论》中就有“夫脉者，血之府也”的记载。历代医家对脉的理解相似，认为脉是血液聚集之处，血液在脉内循环流动主要依靠心脏的推动。这与现代医学提及的血管极为相似。正如《素问·六节藏象论》所记载：“心者，生之本神之变也；其华在面，其充在血脉。”

脉象是手指感觉脉搏动的形象，或者称为脉动应指的形象。脉象的基本组成部分包括位、数、形、势4个方面。一般包括脉搏的频率、节律，显现部位、长度、宽度，脉管的充盈度，血流的通畅情况，波动的幅度等。

脉诊，又称切脉、诊脉、候脉等，是通过脉动应指的形象，了解病情、判断病证的诊察方法（图1–1）。脉诊属于中医四诊望、闻、问、切中的切诊，是重要的诊察手段之一，是四诊中唯一直接接触患者身体的重要诊法。

脉象能反映人体气血的盈亏、脏腑功能的盛衰及邪正消长的变化，还能反映疾病的转归和预后。因此，医者运用脉诊可以获取更加丰富的病情信息，以辨别病证、推断病位、判断预后并指导临床治疗。

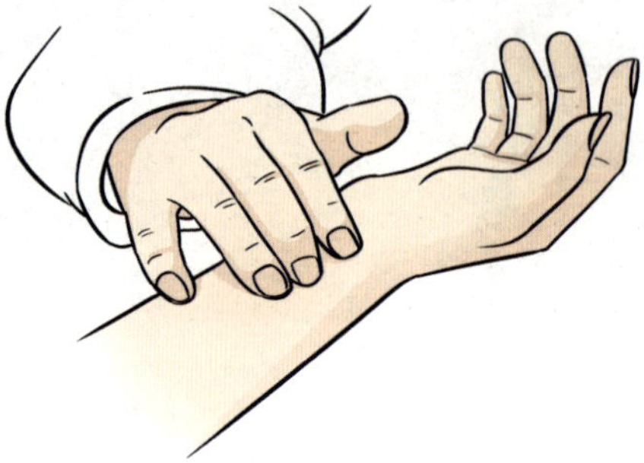

图 1-1　诊脉

（二）脉诊流程

脉诊是需要医者和患者配合的诊疗过程，包括脉诊前的准备工作、脉诊过程中的注意事项等。

1. 脉诊前的准备工作

对于医者而言，首先应像《订正太素脉秘诀》中记载的“欲诊脉息。先调自己之气。然后取病患脉息。以候太过不及”，即医者应将自己的气息调理平和，沉着镇定，不与他人随意交谈。

对于患者而言，应摆出恰当的体位，常见的体位包括坐位和仰卧位。患者一般采取坐位，即患者端坐在医者对面，前臂自然向前水平伸出，充分暴露手腕，尽量与心脏保持在同一个平面，患者在诊脉时应放松且尽量保持一个姿势，避免因紧张或姿势改变而影响结果，以便于医者准确获取脉象特征。卧位适用于病情较重或体质虚弱而无法坐起的患者，患者应平卧，医者应嘱咐患者将手臂自然伸展，与身体成30° 左右的夹角，与坐位一样保持和心脏在同一平面，以便医者准确把握脉象。

2. 脉诊技巧

滑伯仁曾说，“诊脉之要有三：一曰举，二曰按，三曰寻”，也就是现在经常提及的脉诊基本指法举、按、寻。举、按、寻是指医者在脉诊时，通过变化三指用力的轻重程度，来诊察脉搏的浮沉与力度。

举法（或称浮取、轻取）：此法要求医者以较为轻柔的力度将手指置于患者寸口脉搏跳动之处，能够初步评估脉象的浮显程度。

按法（或称沉取、重取）：深按法则需医者加大手指压力，甚至触及筋骨层面，以体察脉象，对于辨识沉脉等特定脉象尤为重要。

寻法：寻即寻找的意思，此法强调在脉诊过程中的细致搜寻与调整。医者通过手指力度的逐渐增减，在寸、关、尺三部脉位上进行左右移动与深度探寻，旨在找到脉动最为显著的位置或特征。探寻过程中，既包含了从轻到重再到轻的力度变化，也涉及在三部脉位中的全面搜索，以期获得最准确、最全面的脉象信息。用力不轻不重，按至肌肉而取脉，称为“中取”，是现代脉诊中的一项基本且广泛应用的指法。

3. 脉诊观察内容

当进行脉诊时，医者需要诊察多方面内容以准确把握脉象，具体包括至数、脉位、脉体大小及长短、脉动节律、脉的流畅程度、脉体张力等。

（1）脉动频率——至数

至数，即脉搏在单次呼吸周期内的跳动次数，是衡量心率快慢的关键指标。依据其速率，可以分为“数脉”与“迟脉”。单次呼吸周期内4～5至为平脉；若单次呼吸周期内少于3至，则为迟脉，提示心动过缓；若单次呼吸周期内6至以上，则为数脉，提示心动过速。

（2）脉位深浅——脉位

脉位反映了脉搏在体表下的深浅程度，大致可以分为浮脉、沉脉和伏脉3

类。浮脉轻触即得，指力小于总指力的2/5；沉脉则需较大指力，超过总指力的3/5才能感受到寸口脉；而伏脉则需全力按压方能感知到寸口脉，表明脉位极深。

（3）脉力强弱——脉体大小

脉体大小需要通过医者指下感受到的脉搏力量来判断。力大势盛，超越常态的为洪脉；细弱难察，几乎不可触的为微脉。

（4）脉长脉短——脉体长短

脉体长短依据医者三指并拢时感受到的脉管长度来判断。超出常规长度称为长脉，短于标准则称为短脉，两者均反映了气血运行的特定状态。

（5）脉管张力——脉体紧张度

脉体紧张度是评估血管壁弹性的重要依据。弦脉、紧脉等因血管紧张度高而显得劲急不柔；相反，虚脉、细脉等则因紧张度低而显得松软无力，缺乏弹性。

（6）脉动节律——脉搏的节律

正常脉象应均匀有节、从容不迫。医者通过细察脉搏的节律变化，可辨识出结脉（跳动不规则伴间歇）、促脉（快速跳动中偶有停顿）、动脉（节律不均匀且有力）等特殊脉象，为后续诊断提供重要线索。

（7）脉流畅度——脉的流畅度

脉的流畅度可反映出脉内气血运行的顺畅程度。滑脉如珠走盘，流畅无阻；涩脉则如刀刮竹，艰涩难行。医者可以据此来判断患者体内气血的盈亏与运行状况。

（8）特殊脉象——特殊脉形

在中医脉学中，除了常见的脉象外，还存在诸多特殊脉象，如《普济方》所载的十怪脉，即釜沸脉、鱼翔脉、弹石脉、解索脉、屋漏脉、虾游脉、雀啄脉、偃刀脉、转豆脉及麻促脉。这些脉象多预示着病情危重，是脏腑功能衰竭、胃气将尽的表现，因此又被称为“败脉”“绝脉”或“死脉”。

（9）复合脉象——复合脉

复合脉，亦称相兼脉，是指两种或两种以上脉象特征同时出现的复杂脉象。如沉迟脉即为沉脉与迟脉的复合体，反映了患者既有脉位深沉又兼心率缓慢的特点。这种脉象的辨识对于精准诊断有重要意义。

（三）如何识别病理脉象

病理脉象，即病脉。识别病理脉象的核心在于辨别与平脉有异的脉象。这就要求医者必须构建扎实的医学基础知识与脉诊技能体系，同时掌握科学、准确的诊断手法与熟练的操作技巧。尤为重要的是，熟练掌握常见脉象的辨识技巧是进行更深层次脉象分析的基础。此外，借鉴历代医家的宝贵经验，结合现代医学的发展，灵活运用多种具体方法，如比较法、综合分析法等，以全面、精准地辨识病理脉象。根据历代医家的经验，辨别病脉的具体方法主要有以下几种。

1. 巧用“胃、根、神”

正常脉象应同时有胃、有神、有根。正如《濒湖脉学》中记载：“真脉既形，胃已无气，参察色证，断之以臆。”中医认为，胃、神、根主要反映人体的正气。疾病发展的过程也是正邪抗争的过程，正气必然发生变化。因此，脉是否具有胃、神、根可以作为辨别病脉的重要依据。这也是历代医家都极力推崇的方法。

2. 运用阴阳顺逆法则

正如《黄帝内经》记载：“善诊者，察色按脉，先别阴阳。”所谓“先别阴阳”，既包含正气盛衰的变化，又包含具体的病变情况，这是辨别病脉的根本法则。阴阳观念不仅构成了脉象分析的核心框架，也贯穿于整个中医辨证体系之中，成为区分病证性质的基本准则。在脉象辨识上，首先确立脉象的阴阳属性——即阴脉与阳脉，这一分类进而引导我们辨识患者疾病的阴阳属性，即阴证与阳证。实际上，无论脉象如何纷繁复杂、变化多端，均可归结为阴阳两大类别；同样，临床上的各种病证，尽管表现各异、交织错杂，其本质亦可通过阴阳理论来归纳和阐释。

3. 察独

《重订诊家直诀》记载："微甚兼独者，变脉之提纲，即体察形势之权衡也。"

察独就是诊察脉象在某一关或某一部出现的异常变化，并根据出现单独变化的脉象来辨别病脉特点，从而判断病情。

诊察单独脉象变化的操作方法主要有两类。首先，是形态辨识法，它侧重于比较各部位脉象的外形差异，当某一部位的脉象形态显著异于其他，此即所谓"独变"，被视为疾病在脉象上的直接体现。其次，是部位定位法，是通过观察脉在各部的表现，如果脉象只出现在其中一部称为"独"，随后对其出现的部位和脉的形态再进行进一步观察，以获取更精确的病情信息。

二、脉诊在中医临床中的应用

（一）脉诊对于心理性疾病的诊断作用

脉象特征是生物学信息，某些脉象表现除了可以反映生理信息或病理状态外，还可以反映心理信息。人的个性、心理经历、情志、心理状态、心理素质等与脉象存在一定的对应关系。例如，性格急躁的人，脉象多表现为数脉、疾脉，脉搏起始段可能会快速升起（图1–2）；心高气傲的人，脉位多浮；性格沉静的人，脉位多沉。儿童时期经历较为坎坷的人，右手尺脉可显示涩滞或苦涩不畅感（图1–3）；与之相反，成长、生活和工作一直较为顺利者，右关尺脉可有顺畅感。当患者处于精神萎靡状态，表现为表情淡漠、少言寡语、对外界事物漠不关心、双眼无神等，常见脉象为右手脉搏的起始部怠慢感。此外，若脉象为沉，则多表示性格内向，在疾病方面，更容易患抑郁等情志病。

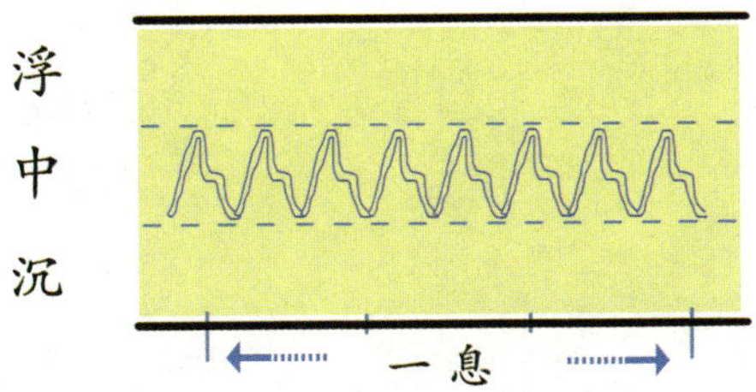

图 1-2　疾脉示意图

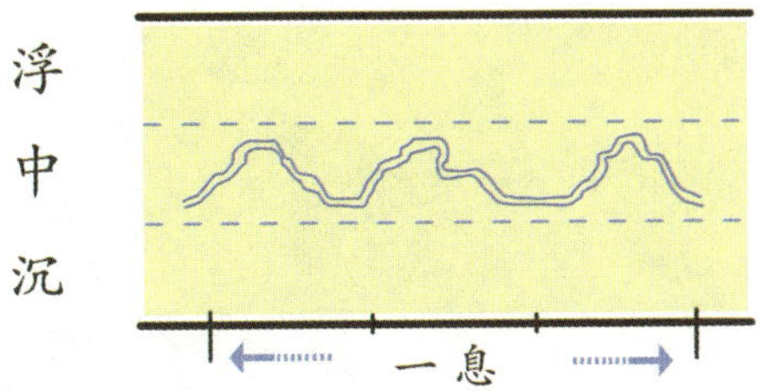

图 1-3　涩脉示意图

（二）脉诊指导针、灸、药辨证施治的选择

通过脉诊辨证施治可发挥针、灸、药等治疗方法的最佳临床效果。洪、大、滑、实、数等实而有力的脉象多主实证、热证，所以在治疗时应发挥针刺调气泻热的作用，以泻其邪气；沉、紧、弱等脉象多主寒证、虚证，所以在治疗时多采用灸法，温经通脉，调补阳气。

（三）脉诊指导针刺深度

根据病邪的深浅决定针刺的深度，以达其病灶、有的放矢，脉诊对于针刺深度具有重要指导作用。对于滑实有力的阳性脉，邪气有余，应深刺以泻其气；对于脉象虚细无力的阴性脉，应浅刺并勿使精气得出。

（四）脉诊可以判断针灸“得气”情况

针灸疗法的核心目标在于调节人体内气机，当针刺入穴位时，会激发体内气的流动。脉象作为反映气血运行状态的重要窗口，能够敏感地捕捉到这种气机的变化。据此，在临床实践中，医者可通过细致入微的脉诊技术，对比针刺前后的脉象差异，从而评估针灸是否有效“得气”，即是否成功激发了经络中的气感。基于脉象的具体变化，医者能进一步采取针对性的补法或泻法，旨在精准调控并优化针灸的治疗效果，最终提升临床疗效。

第二章　跟着药王学辨脉

一、二十七种脉象

在《濒湖脉学》以前的脉学著作中，基本上都是按照脉象体位特征，将多个脉象分为浮、沉、迟、数等。李时珍以阴阳学说为框架，创造性地将二十七种脉象按照阴阳属性分为4类，分别为阳脉、阴脉、阳中阴脉及阴中阳脉。其中，阳脉共8种，包括浮脉、实脉、长脉、数脉、紧脉、动脉、洪脉、促脉；阴脉数量最多，共15种，分别为沉脉、迟脉、虚脉、微脉、缓脉、涩脉、革脉、濡脉、细脉、短脉、弱脉、散脉、伏脉、结脉、代脉；阳中阴脉共3种，包括滑脉、芤脉、弦脉；阴中阳脉单指牢脉。

本章从古文记载、脉理、脉象特点详细分析二十七种脉象的信息，并且对《濒湖脉学》中记载的体状诗、相类诗及主病诗进行古文今译及解析。

体状诗，作为中医脉诊领域的一种独特表达手法，旨在以生动的比喻和详尽的描绘，刻画脉象的独特风貌。它不仅将脉象的形态具象化，还融入了医者对脉象触感的主观体验，以及这些脉象所蕴含的临床诊断与治疗价值。通过这种富有诗意的表达方式，中医学习者及从业者能够更直观地把握脉象的细微差别，从而精准施治。不同医者表达不同，因此，所做体状诗也不同，但是核心意思是类似的。

相类诗是用来鉴别和区分不同脉象的诗句，这些诗句通过对脉象的描述，如浮、沉、迟、数等特征进行详细阐述，与其他相似的脉象进行对比。这种融合比喻与对比的手法，极大地提升了医者对脉象辨识的精确性，为临床诊断提供了坚实的依据。

主病诗是用于描述不同脉象所对应疾病的诗句。这些歌诀通过简洁的语句，概括了脉象的特征及对应的疾病，帮助医者快速诊断疾病。

◎ **浮脉**（图 2–1）

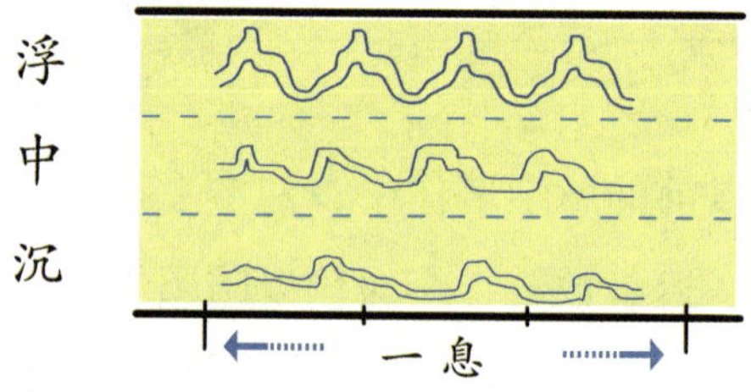

图 2–1　浮脉示意图

古文记载

浮在皮毛，如水漂木；举之有余，按之不足。——《脉诀汇辨》

脉理

（1）当有致病因素侵袭肌表时，人体卫气与外邪互相斗争，因此，脉气搏动有力，阳气浮越，表现为浮脉。

（2）当人体因久病而虚衰时，由于体内的气血亏虚，脉气不能内潜而浮越于外，脉象就表现为浮大而无力。

脉象特点

浮脉的特点像漂在水中的木头一样，举之有余，按之不足。

体状诗

浮脉惟从肉上行，如循榆荚似毛轻。三秋得令知无恙，久病逢之却可惊。

译文及解析

浮脉脉位比较浅，仅出现在皮肤表层位置，就像轻轻地抚摸在榆荚或羽毛上一样。在秋季见到浮脉表示没有患病，久病患者出现浮脉反而可能代表病情危急。

相类诗

浮如木在水中浮，浮大中空乃是芤。拍拍而浮是洪脉，来时虽盛去悠悠。

浮脉轻平似捻葱。虚来迟大豁然空。浮而柔细方为濡，散似杨花无定踪。

译文及解析

浮脉的相类脉包括洪脉、虚脉、濡脉及散脉。浮脉像水中漂浮的木头一样。其中，浮大中空像葱叶一样的脉象属于芤脉；虽然脉浮但是波动有力，来势汹涌但去势衰弱的为洪脉；脉浮但搏动迟缓，寸、关、尺三部无力的为虚脉；脉体细小且轻柔无力的脉象为濡脉；脉体浮大而数、节律不齐的为散脉。

主病诗（表 2–1）

浮脉为阳表病居，迟风数热紧寒拘。浮而有力多风热，无力而浮是血虚。

表 2–1　浮脉脉象——疾病对应表

脉象	病证名称
浮脉	表证
浮脉兼迟脉	中风
浮脉兼数脉	热病
浮脉兼紧脉	寒邪
浮脉有力	风热
浮脉无力	久病

分部诗（表 2-2）

寸浮头痛眩生风，或有风痰聚在胸。关上土衰兼木旺，尺中溲便不流通。

表 2-2　浮脉分部——疾病对应表

分部	病证名称
寸部浮	头痛眩晕 / 风痰之邪聚于胸中
关部浮	脾虚肝旺
尺部浮	大小便不通

◎ 沉脉（图 2-2）

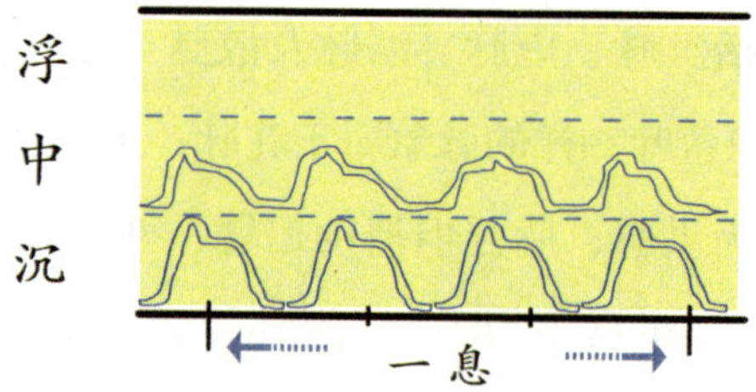

图 2-2　沉脉示意图

古文记载

沉行筋骨，如水投石；按之有余，举之不足。——《脉诀汇辨》

脉理

沉脉表示里证，一般可以分为里实证和里虚证。当外界病邪侵入体内深处时，若患者体质强健，气血充盈，能够积极抵御外邪，体内正气与侵入之邪气形成激烈对抗，此时脉象表现为深沉且有力，这种情况被称为里实证。相对地，若患者气血不足，机体虚弱，无法有效分布气血以抵抗病邪，脉象则显得深沉而无力，这样的病理状态被定义为里虚证。

脉象特点

寸关尺三部轻取不得，重按才可以感受到。

体状诗

水行润下脉来沉，筋骨之间软滑匀。女子寸兮男子尺，四时如此号为平。

译文及解析

沉脉像水流一样，滋润下行，出现在肌肉的深部，柔软滑利。出现沉脉并非都代表患病，女性寸部或男性尺部一年四季都表现为沉脉时，属于平和的正常脉象。

相类诗

沉帮筋骨自调匀，伏则推筋着骨寻。沉细如绵真弱脉，弦长实大是牢形。

译文及解析

沉脉的相类脉为伏脉、弱脉、牢脉。沉脉的脉象是在筋骨之间柔软滑利地流动，伏脉则是重按至筋骨才能触及。如果脉象表现为沉细软绵则为弱脉，沉而纤长实大的为牢脉。

主病诗（表 2-3）

沉潜水蓄阴经病，数热迟寒滑有痰。无力而沉虚与气，沉而有气积并寒。

表 2-3　沉脉脉象——疾病对应表

脉象	病证名称
沉脉	水饮内停
沉数脉	里热证
沉迟脉	理实脉
沉滑脉	痰饮、水肿
沉而无力	里虚证
沉而有力	积滞、实寒证

分部诗（表 2–4）

寸沉痰郁水停胸，关主中寒痛不通。尺部浊遗并泄痢，肾虚腰及下元痌。

表 2–4　沉脉分部——疾病对应表

分部	病证名称
寸部	水饮停胸
关部	脾胃寒凝气滞
尺部	遗精、前列腺炎

◎ 迟脉（图 2–3）

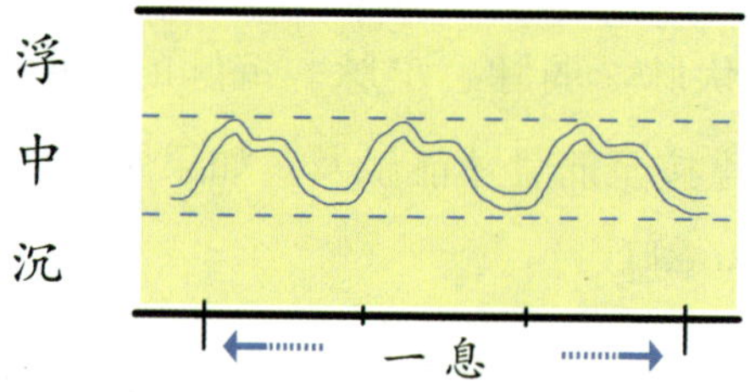

图 2–3　迟脉示意图

古文记载

迟脉属阴，象为不及；往来迟慢，三至一息。——《脉诀汇辨》

脉理

体内寒邪或热邪过盛时，会阻碍气血流通。此时，脉象若表现为迟缓且无力，常指示存在虚寒状态；相反，若脉象迟缓但有力，则可能表明是寒邪凝实或热邪炽盛的实证。因此，在辨识迟脉时，需谨慎区分其背后的病理机制。

脉象特点

迟脉在脉位、脉形和脉管上均没有特殊表现。迟脉最主要的特点是脉来迟缓，在1个呼吸间隔中，脉搏跳动约3次。

体状诗

迟来一息至惟三，阳不胜阴气血寒。但把浮沉分表里，消阴须益火之原。

译文及解析

1个呼吸间隔，迟脉的脉搏跳动仅3次，迟脉的形成原因与阳虚阴盛、气血虚等有关。迟脉的分析需要结合脉位的浮沉来区分表里，治疗阴盛时应用温热药补益阳气。

相类诗

脉来三至号为迟，小快于迟作缓持。迟细而难知是涩，浮而迟大以虚推。

译文及解析

迟脉的相类脉为缓脉、涩脉及虚脉。其中，1个呼吸间隔脉搏跳动3次的为迟脉，比迟脉稍微快的为缓脉，迟脉且脉形细小、艰涩不畅的为涩脉，迟脉且脉浮大无力的为虚脉。

主病诗（表2–5）

迟司脏病或多痰，沉痼癥瘕仔细看。有力而迟为冷痛，迟而无力定虚寒。

表2–5　迟脉脉象——疾病对应表

脉象	病证名称
迟脉	五脏疾病/痰饮内停/妇科常见肿瘤
迟而有力	实寒冷痛
迟而无力	虚寒

分部诗（表2–6）

寸迟必是上焦寒，关主中寒痛不堪。尺是肾虚腰脚重，溲便不禁疝牵丸。

表 2-6　迟脉分部——疾病对应表

分部	病证名称
寸部	上焦寒证
关部	中焦寒证
尺部	肾阳虚 / 大小便失禁 / 腰酸痛 / 下肢疼痛

◎ 数脉（图 2-4）

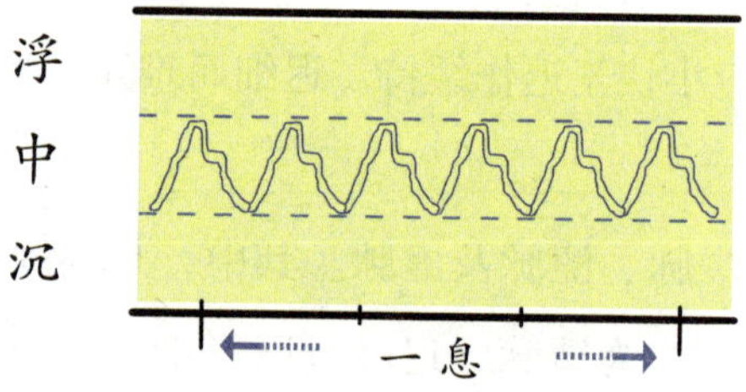

图 2-4　数脉示意图

古文记载

数脉属阳，象为太过；一息六至，往来越度。——《脉诀汇辨》

脉理

（1）当体内的邪热炽盛时，由于热邪灼伤阴液，以致阳气亢奋，气血急速地运行，因此会出现数脉。

（2）如果是阴虚严重的患者，由于阴液亏虚，以致虚热内生，此时也会出现虚而无力的数脉。

脉象特点

与迟脉类似，数脉在脉位、脉形和脉管上无特殊表现，其特点同样体现在频率上，在1个呼吸间隔中，脉搏跳动约6次。

体状诗

数脉息间常六至，阴微阳盛必狂烦。浮沉表里分虚实，惟有儿童作吉看。

译文及解析

1个呼吸间隔脉搏跳动6次的为数脉，常见于阴虚阳亢的热证，如躁狂症、精神分裂症等。在脉诊时，若遇到数脉，应结合脉位的浮沉表里进行疾病诊断，脉浮数为表热证，沉数为里热证，数而无力为虚热证，数而有力为实热证。如果儿童出现数脉，则为正常。

相类诗

数比平人多一至，紧来如数似弹绳。数而时止名为促，数见关中动脉形。

译文及解析

数脉的相类脉包括紧脉、促脉及动脉。紧脉与数脉类似，但是脉形像旋转的绳索一样紧绷，左右弹指；如果数脉出现无规律的停顿，则为促脉；若仅关部脉数，且脉形较为短小则为动脉。

主病诗（表 2–7）

数脉为阳热可知，只将君相火来医。实宜凉泻虚温补，肺病秋深却畏之。

表 2–7　数脉脉象——疾病对应表

脉象	病证名称
数脉	热证，若久病患者出现数脉，则代表病多凶险

分部诗（表 2–8）

寸数咽喉口舌疮，吐红咳嗽肺生疡。当关胃火并肝火，尺属滋阴降火汤。

表 2–8　数脉分部——疾病对应表

分部	病证名称
寸部	口舌生疮、咳嗽咯血
关部	胃火旺盛 / 肝火炽盛
尺部	阴虚火旺

◎ 滑脉（图 2–5）

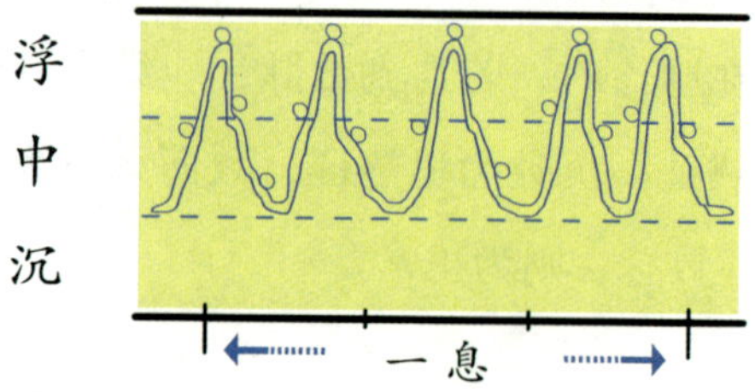

图 2–5　滑脉示意图

古文记载

滑脉替替，往来流利；盘珠之形，荷露之义。——《脉诀汇辨》

脉理

（1）当体内邪气壅盛时，如果人体正气强盛不衰减，与邪气斗争剧烈，以致气机实盛而血脉奔涌，因此，脉象多表现为往来极为流利，指下圆滑而流畅无阻。

（2）当正常人出现滑脉时，这是由气血充盛、血脉流畅所致，脉象必定表现为滑而和缓。

（3）女性妊娠时，也有可能出现滑脉，这是体内气血充盛且调和的表现。

脉象特点

寸、关、尺三部皆可见，往来流利，应指圆滑。

体状相类诗

滑脉如珠替替然，往来流利却还前。莫将滑数为同类，数脉惟看至数间。

译文及解析

滑脉像一颗颗圆滑的珠子不断从指下滑过，往来旋转流利。不能把滑脉和数脉归为一类，数脉主要观察1个呼吸间隔脉搏跳动的次数，约为6次。

主病诗（表 2–9）

滑脉为阳元气衰，痰生百病食生灾。上为吐逆下蓄血，女脉调时定有胎。

表 2–9　滑脉脉象——疾病对应表

脉象	病证名称
滑脉	元气虚衰 / 痰饮 / 食积 / 呕吐 / 血液病 / 妊娠

分部诗（表 2–10）

寸滑膈痰生呕吐，吞酸舌强或咳嗽。当关宿食肝脾热，渴痢淋看尺部。

表 2–10　滑脉分部——疾病对应表

分部	病证名称
寸部	呕吐、舌体僵硬、语言謇涩
关部	肝经郁热、食积
尺部	消渴（糖尿病）、淋浊（前列腺炎）、痢疾、疝气

◎ 涩脉（图 2–6）

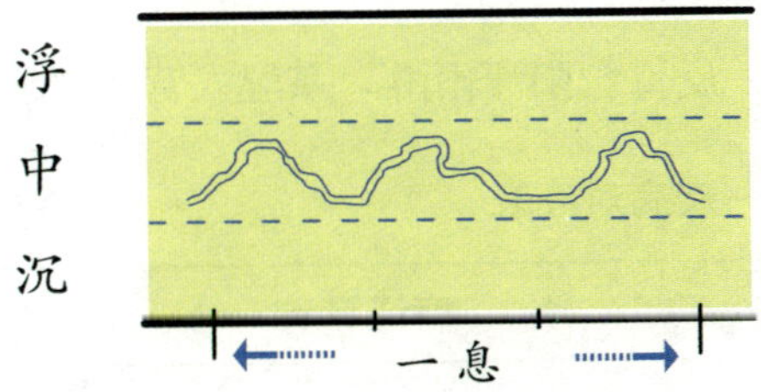

图 2–6　涩脉示意图

古文记载

涩脉蹇滞，如刀刮竹；迟细而短，三象俱足。——《脉诀汇辨》

脉理

当体内由于气滞、血瘀、血少等因素阻碍气血运行，导致脉气往来艰涩时，可能会出现往来艰涩不畅的涩脉。

脉象特点

寸关尺的浮中沉三个层面皆可见，脉搏跳动艰涩不畅。

体状诗

细迟短涩往来难，散止依稀应指间。如雨沾沙容易散，病蚕食叶慢而艰。

译文及解析

涩脉脉象细而迟缓，脉体较短且不顺畅，应指浮散无力，像沾满雨水的沙土容易散落，像生病的蚕吃树叶一样缓慢而艰难。

相类诗

参伍不调名曰涩，轻刀刮竹短而难。微似秒芒微软甚，浮沉不别有无间。

译文及解析

涩脉的相类脉为微脉。涩脉脉律不均匀，1个呼吸间隔内有时3次，有时5次，应指触感像用刀子刮竹子一样，脉形短且往来不畅。而微脉细软如禾芒，脉象难辨，无论浮取还是沉取都似有似无。

主病诗（表 2–11）

涩缘血少或伤精，反胃亡阳汗雨淋。寒湿入营为血痹，女人非孕即无经。

表 2–11　涩脉脉象——疾病对应表

脉象	病证名称
涩脉	呕吐 / 血虚 / 大汗 / 血痹 / 不孕

分部诗（表 2–12）

寸涩心虚痛对胸，胃虚胁胀察关中。尺为精血俱伤候，肠结溲淋或下红。

表 2–12　涩脉分部——疾病对应表

分部	病证名称
寸部	血虚 / 胸痹
关部	脾胃虚弱 / 胸胁胀痛
尺部	便秘、尿道炎、崩漏

◎ 虚脉（图 2–7）

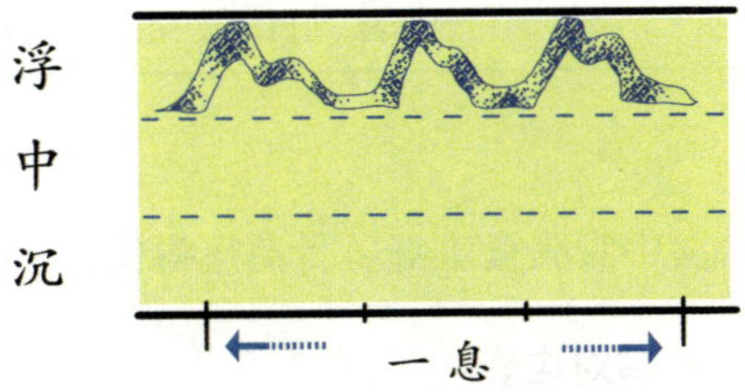

图 2–7　虚脉示意图

古文记载

虚合四形，浮大迟软；及乎寻按，几不可见。——《脉诀汇辨》

脉理

（1）当体内阳气亏虚时，由于推动血液运行的力量薄弱，因此出现软弱无力的虚脉。

（2）当血液不足时，由于阳气没有阴液可依附而浮越于外，此时也会出现脉管形体虚大而软的虚脉。

脉象特点

虚脉的特点为寸、关、尺三部均无力，脉形大、空、软。

体状相类诗

举之迟大按之松，脉状无涯类谷空。莫把芤虚为一例，芤来浮大似慈葱。

译文及解析

虚脉轻按时脉率较慢且宽大，重按则松软无力，脉体大而空，像无边际的山谷一样。应注意区分芤脉和虚脉，芤脉应指浮大，像葱叶一样。

主病诗（表 2–13）

脉虚身热为伤暑，自汗怔忡惊悸多。发热阴虚须早治，养营益气莫蹉跎。

表 2–13　虚脉脉象——疾病对应表

脉象	病证名称
虚脉	中暑、自汗、心悸、阴虚发热

分部诗（表 2–14）

血不荣心寸口虚，关中腹胀食难舒。骨蒸痿痹伤精血，却在神门两部居。

表 2–14　虚脉分部——疾病对应表

分部	病证名称
寸部	血虚
关部	脾胃虚弱
尺部	骨蒸潮热、肢体痿废

◎ 实脉（图 2–8）

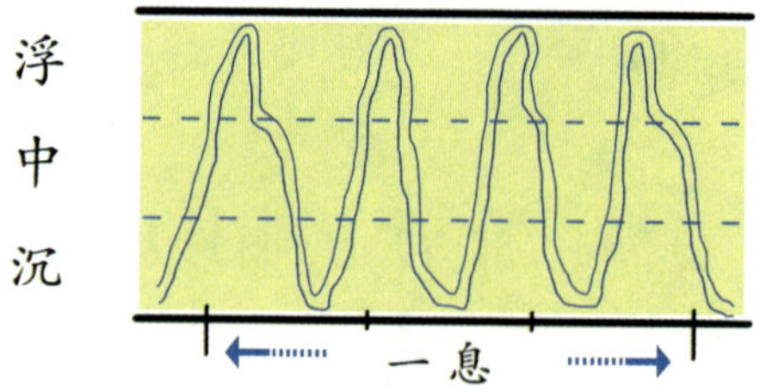

图 2–8　实脉示意图

古文记载

实脉有力，长大而坚；应指愊愊，三候皆然。——《脉诀汇辨》

脉理

当体内邪气亢盛而正气不虚时，邪气与正气相互斗争，使得脉管内的气血壅阻而亢盛，脉管坚硬而饱满，因此，脉来时跳动坚实而有力。

脉象特点

实脉的特点为寸、关、尺三部均有力，脉搏搏动的力量强，应指明显。

体状诗

浮沉皆得大而长，应指无虚愊愊强。热蕴三焦成壮火，通肠发汗始安康。

译文及解析

无论浮取还是沉取，实脉脉体均宽大且长，应指有力。实脉主要见于邪热蕴结与三焦的实火，治疗时宜通便发汗。

相类诗

实脉浮沉有力强，紧如弹索转无常。须知牢脉帮筋骨，实大微弦更带长。浮沉有力为实，弦急弹人为紧，沉而实大，微弦而长为牢。

译文及解析

实脉的相类脉为紧脉与牢脉。不论浮取还是沉取，实脉均有力；紧脉像弹拨拉紧的绳索；牢脉虽然有力，脉体也是宽大且长，但是需要沉取才能感知，脉象微弦。

主病诗（表 2–15）

实脉为阳火郁成，发狂谵语吐频频。或为阳毒或伤食，大便不通或气疼。

表 2–15 实脉脉象——疾病对应表

脉象	病证名称
实脉	狂证、谵语、呕吐、痈疽、疔疖、食积、便秘、腹胀、身痛

分部诗（表 2–16）

寸实应知面热风，咽疼舌强气填胸。当关脾热中宫满，尺实腰肠痛不通。

表 2–16　实脉分部——疾病对应表

分部	病证名称
寸部	头面风热证，如咽喉疼痛、舌体僵硬等
关部	腹胀、便秘
尺部	腰痛、腹痛

◎ 长脉（图 2–9）

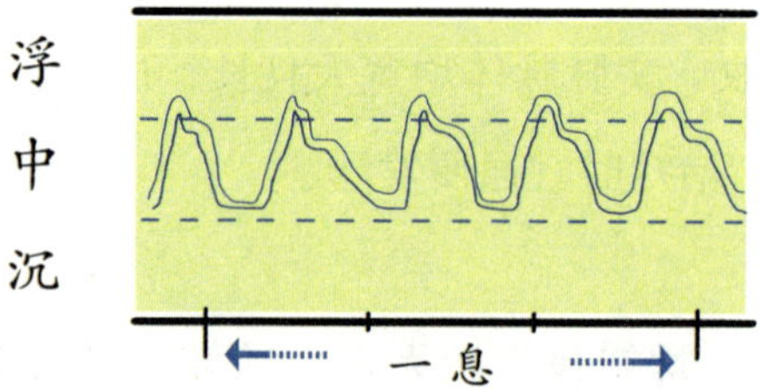

图 2–9　长脉示意图

古文记载

长脉迢迢，首尾俱端，直上直下，如循长竿。——《脉诀汇辨》

脉理

正常人也会出现长脉，表现为脉气畅通，脉象长而柔缓；如体内的肝阳亢盛或阳盛内热，邪气与正气斗争激烈，会出现脉象长直而强硬的长脉。

脉象特点

长脉的特点为脉形长，有的人寸、关、尺三部皆长，有的人寸、关、尺三部中的一部长。

体状相类诗

过于本位脉名长，弦则非然但满张，弦脉与长争较远，良工尺度自能量。

译文及解析

长脉的相类脉为弦脉。如果脉象应指范围超过寸、关、尺三部则为长脉，弦脉脉体不畅，脉形像张力饱满的弓弦。

主病诗（表 2–17）

长脉迢迢大小匀，反常为病似牵绳。若非阳毒癫痫病，即是阳明热势深。

表 2–17　长脉脉象——疾病对应表

脉象	病证名称
长脉	阳毒、癫痫、阳明病

◎ 短脉（图 2–10）

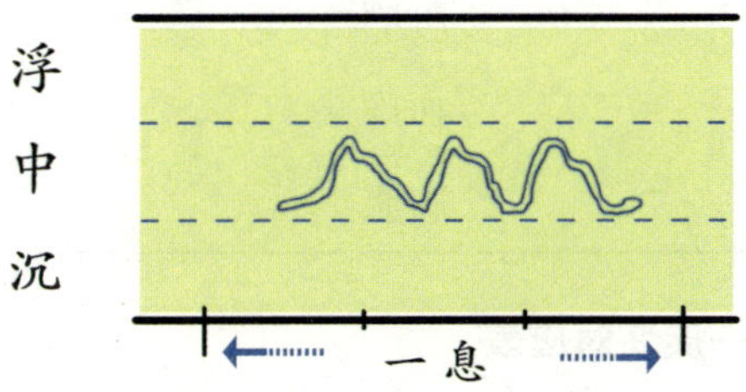

图 2–10　短脉示意图

古文记载

短脉涩小，首尾俱俯；中间突起，不能满部。——《脉诀汇辨》

脉理

（1）短而无力：当阳气亏虚，无力推动血液运行时，会出现脉短且无力的短脉。

（2）短而有力：气滞、血瘀、痰饮、食积等因素，可能会导致脉气受阻而难以升张，此时就会出现短而有力的短脉。

脉象特点

短脉的特点为脉形短，寸部和尺部皆短，未及寸和尺的外缘。

体状相类诗

两头缩缩名为短，涩短迟迟细且难。短涩而浮秋喜见，三春为贼有邪干。

译文及解析

短脉的相类脉为涩脉。脉体短于正常寸、关、尺三部时，诊断为短脉。涩脉脉律慢，脉形短而细，并且有明显的不畅感。如果秋季出现短脉、涩脉且脉位浮的脉象，是正常的；如果春季出现则为邪气侵袭的表现。

主病诗（表 2-18 和表 2-19）

短脉惟于尺寸寻，短而滑数酒伤神。浮为血涩沉为痞，寸主头疼尺腹疼。

表 2-18　短脉脉象——疾病对应表

脉象	病证名称
短脉兼滑而数	醉酒
短脉而浮	血虚
短脉而沉	腹胀

表 2-19　短脉分部——疾病对应表

分部	病证名称
寸部	上焦头痛
尺部	下焦腹痛

◎ 洪脉（图 2-11）

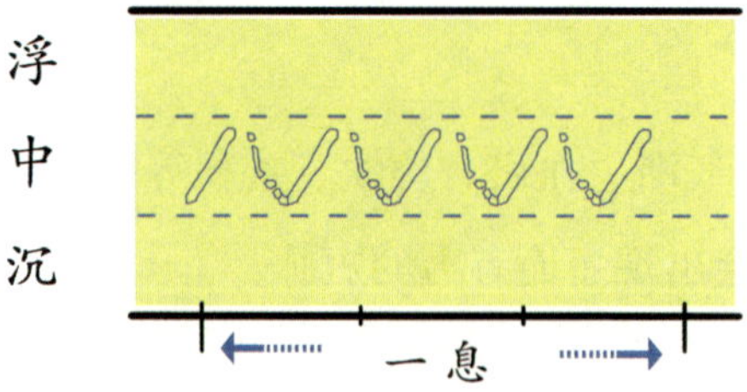

图 2-11　洪脉示意图

古文记载

洪脉极大，状如洪水；来盛去衰，滔滔满指。——《脉诀汇辨》

脉理

当人体内的邪热炽盛时，邪热会灼伤阴液，以致阳气独盛而冲击血脉，此时因脉管中的血液远远不及阳气的强盛，因此导致脉管扩张，出现脉来洪大，脉去稍减的洪脉。

脉象特点

洪脉的特点为来盛去衰，来大去长。

体状诗

脉来洪盛去还衰，满指滔滔应夏时。若在春秋冬月分，升阳散火莫狐疑。

译文及解析

洪脉脉体洪大有力，去时衰弱，脉形如洪水一样。夏季出现洪脉为平脉；春、秋、冬季节出现洪脉适合用升阳散火法治疗。

相类诗

洪脉来时拍拍然，去衰来盛似波澜。欲知实脉参差处，举按弦长愊愊坚。

译文及解析

洪脉的相类脉为实脉。洪脉与实脉的脉象均充实有力，但是实脉无论浮取还是沉取时，应指均为弦长且坚硬。

主病诗（表 2-20）

脉洪阳盛血应虚，相火炎炎热病居。胀满胃翻须早治，阴虚泄痢可愁如。

表 2-20　洪脉脉象——疾病对应表

脉象	病证名称
洪脉	阳热亢盛、阴血亏虚、热病

分部诗（表 2-21）

寸洪心火上焦炎，肺脉洪时金不堪。肝火胃虚关内察，肾虚阴火尺中看。

表 2-21　洪脉分部——疾病对应表

分部	病证名称
寸部	心火上炎、肺热
关部	肝火旺盛、脾胃虚热
尺部	肾阴虚

◎ 微脉（图 2-12）

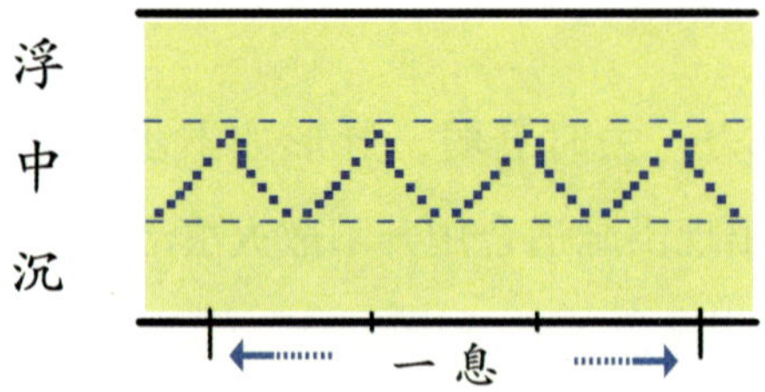

图 2-12　微脉示意图

古文记载

微脉极细，而又极软；似有若无，欲绝非绝。——《脉诀汇辨》

脉理

当体内阳气或阴液亏虚严重时，阳气不足，无力推动血液的正常循行，导致血液不能充润脉管，因此出现模糊不清、若有若无、欲绝非绝的微脉。

脉象特点

微脉的特点为重按取脉仍然感觉力道不足，脉形非常细，应指柔软。

体状相类诗

微脉轻微瞥瞥乎，按之欲绝有如无。微为阳弱细阴弱。细比于微略较粗。

译文及解析

微脉细软，应指轻漂，重按消失。微脉主阳气虚损，而细脉多为阴虚。此外，细脉的脉体比微脉略微粗大。

主病诗（表 2–22）

气血微兮脉亦微，恶寒发热汗淋漓。男为劳极诸虚候，女作崩中带下医。

表 2–22　微脉脉象——疾病对应表

脉象	病证名称
微脉	畏寒、发热、大汗不止、虚劳（男性）、崩漏及带下异常（女性）

分部诗（表 2–23）

寸微气促或心惊，关脉微时胀满形。尺部见之精血弱，恶寒消瘅痛呻吟。

表 2–23　微脉分部——疾病对应表

分部	病证名称
寸部	心气虚、惊悸、肺气虚、咳喘
关部	脾虚腹胀
尺部	腹痛、消渴（糖尿病）、阳虚、阳气暴脱

◎ 紧脉（图 2–13）

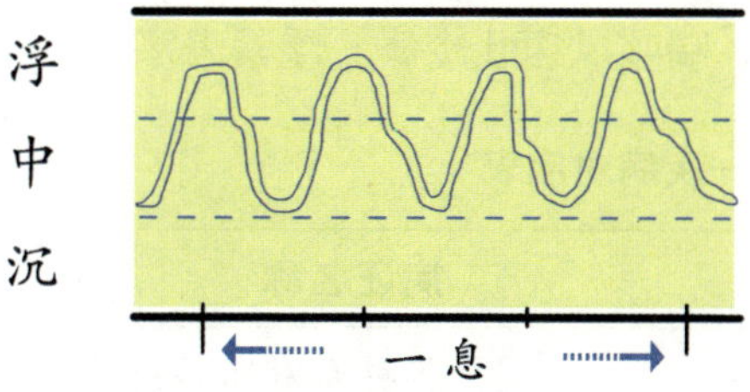

图 2–13　紧脉示意图

古文记载

紧脉有力，左右弹人；如绞转索，如切紧绳。——《脉诀汇辨》

脉理

当寒邪侵袭人体后，由于寒邪的特性为收引凝滞，使脉管紧缩而拘急，从而出现脉来绷急的紧脉。

脉象特点

紧脉的特点为脉形紧绷，医者感觉像将手指放在一根拉紧的绳子上一样。

体状诗

举如转索切如绳，脉象因之得紧名。总是寒邪来作寇，内为腹痛外身疼。

译文及解析

紧脉无论轻按还是重按，脉搏跳动都像绳索绞转一样紧急有劲，因此被称为紧脉。紧脉的形成多由感受寒邪所致，寒主收引紧缩，困厄阳气。如果气血凝滞，则表现为腹痛；如果是经脉紧缩，则表现为身痛。

相类诗

弦来端直似丝弦，紧则如绳左右弹。紧言其力弦言象，牢脉弦长沉伏间。

译文及解析

紧脉的相类脉为弦脉、牢脉。紧脉紧绷弹指，像绳索左右旋转；牢脉沉取实大弦长，搏动有力；弦脉像琴弦一样，又长又直。

主病诗（表 2–24）

紧为诸痛主于寒，喘咳风痫吐冷痰。浮紧表寒须发越，紧沉温散自然安。

表 2–24　紧脉脉象——疾病对应表

脉象	病证名称
紧脉	各种寒邪所致疼痛

（待续）

表 2-24（续）

浮紧脉	表寒
沉紧脉	里寒

分部诗（表 2-25）

寸紧人迎气口分，当关心腹痛沉沉。尺中有紧为阴冷，定是奔豚与疝疼。

表 2-25　紧脉分部——疾病对应表

分部	病证名称
寸部	左寸：寒邪。右寸：饮食所伤
关部	心腹冷痛
尺部	下焦寒盛，奔豚、疝痛

◎ 缓脉（图 2-14）

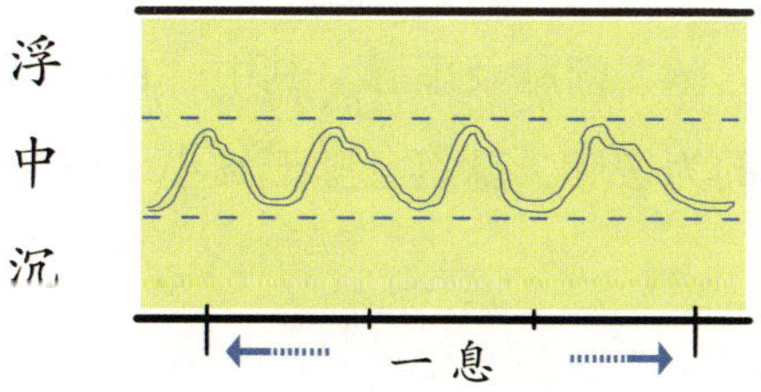

图 2-14　缓脉示意图

古文记载

缓脉四至，来往和匀；微风轻飐，初春杨柳。——《脉诀汇辨》

脉理

当人体处于脾气亏虚或湿邪内蕴的病理状态时，会阻碍气血的正常流通与分布。这种气血流通不畅的情况，进而可导致气血无法充分充盈于血管之中，反映在脉象上则表现为脉象迟缓而怠惰，即缓脉。简而言之，脾气不足与湿邪困扰影响了气血的充盈与脉动的活力。

脉象特点

缓脉在脉位和脉管上均无特殊表现，与迟脉类似，主要特点体现在脉搏跳动的频率上，在1个呼吸间隔中，脉搏跳动约4次。有些正常人也存在缓脉，如游泳运动员。

体状诗

缓脉阿阿四至通，柳梢袅袅飐轻风。欲从脉里求神气，只在从容和缓中。

译文及解析

缓脉柔和舒缓，一息四至，像柳枝随风摆动一样。从容和缓的脉象是神气充足的反应。如果想在诊脉时观察脉中是否有神气，只需要观察脉象是否从容和缓。

相类诗

脉来三至号为迟，小快于迟作缓持。迟细而难知是涩，浮而迟大以虚推。

译文及解析

缓脉的相类脉为迟脉、涩脉及虚脉。其中，1个呼吸间隔脉搏跳动3次的为迟脉，比迟脉稍快的为缓脉，脉迟且脉形细小、艰涩不畅的为涩脉，脉迟且浮大无力的为虚脉。

主病诗（表 2-26）

缓脉营衰卫有余，或风或湿或脾虚。上为项强下痿痹，分别浮沉大小区。

表 2-26　缓脉脉象——疾病对应表

脉象	病证名称
缓脉	颈项强直、腰膝酸软、肢体痿痹

分部诗（表 2–27）

寸缓风邪项背拘，关为风眩胃家虚。神门濡泄或风秘，或是蹒跚足力迂。

表 2–27　缓脉分部——疾病对应表

分部	病证名称
寸部	风邪侵袭，项背拘急不利
关部	风邪所致眩晕或脾胃虚弱
尺部	脾胃虚弱或脾肾阳虚所致泄泻，风邪所致便秘，气虚所致行走困难

◎ 芤脉（图 2–15）

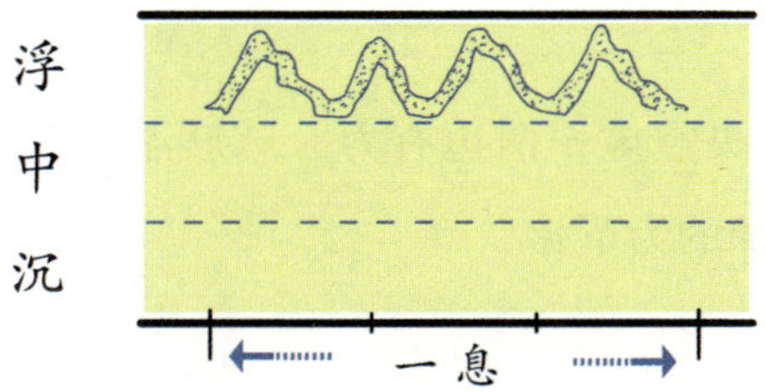

图 2–15　芤脉示意图

古文记载

芤乃草名，绝类慈葱；浮沉俱有，中候独空。——《脉诀汇辨》

脉理

当人体失血过多或体液大伤时，体内的血量突然减少，使得阴血不足以充润脉管，因而导致脉管空虚，此时阳气没有阴液可依附而浮越在外，于是形成脉管浮大中空的芤脉。

脉象特点

浮大而软，按之中央空，两边实。

体状诗

芤形浮大软如葱，按之旁有中央空。火犯阳经血上溢，热侵阴络下流红。

译文及解析

芤脉的脉形为浮大而软，手指按下去的感觉像按葱管，两端有力，中间空虚。如果火热侵犯阳经，可能会导致迫血妄行，从而出现呕血、咯血、衄血等；如果火热伤于阴络，则可能会引起尿血、便血、血崩等，以上情况可能会出现芤脉。

相类诗

中空旁实乃为芤，浮大而迟虚脉呼。芤更带弦名曰革，血亡芤革血虚虚。

译文及解析

芤脉按的时候中央空虚，两边有力。脉形浮大迟软，按之无力的为虚脉。芤脉兼有弦脉之象的为革脉。

主病诗（表 2–28）

寸芤积血在于胸，关内逢芤肠胃痈。尺部见之多下血，赤淋红痢漏崩中。

表 2–28　芤脉分部——疾病对应表

分部	病证名称
寸部	胸中血瘀
关部	胃痈、肠痈
尺部	便血、血淋

◎ 弦脉（图 2–16）

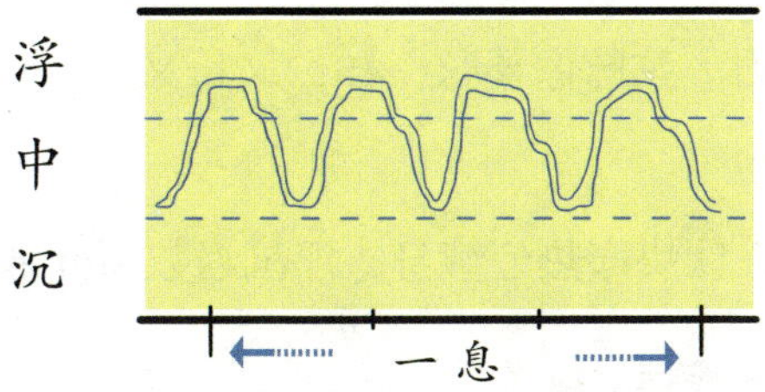

图 2–16　弦脉示意图

古文记载

弦如琴弦，轻虚而滑；端直以长，指下挺然。——《脉诀汇辨》

脉理

（1）如果邪气壅滞于体内，以致肝的疏泄功能失常，气机壅塞不畅时，就会出现弦脉。

（2）瘀血痛证或痰饮壅结等病理因素也会导致气机阻滞、阴阳不和，从而脉气紧张不畅，也会出现弦脉。

脉象特点

弦脉的特点为寸、关、尺三部皆可见，就像按在琴弦上一样，脉管紧张度较高。

体状诗

弦脉迢迢端直长，肝经木旺土应伤。怒气满胸常欲叫，翳蒙瞳子泪淋浪。

译文及解析

弦脉脉形又长又直。弦脉的产生与肝脏关系密切，常见于肝郁脾虚，临床常见胸胁胀痛、腹胀、便溏等。

相类诗

弦来端直似丝弦，紧则如绳左右弹。紧言其力弦言象，牢脉弦长沉伏间。

译文及解析

弦脉的相类脉为紧脉、牢脉。紧脉紧绷弹指，像绳索左右旋转。牢脉沉取实大弦长，搏动有力。弦脉像琴弦一样，又长又直。

主病诗（表 2–29）

弦应东方肝胆经，饮痰寒热疟缠身。浮沉迟数须分别，大小单双有重轻。

表 2–29　弦脉脉象——疾病对应表

脉象	病证名称
弦脉	痰饮、寒热、疟疾

分部诗（表 2–30）

寸弦头痛膈多痰，寒热癥瘕察左关。关右胃寒心腹痛，尺中阴疝脚拘挛。

表 2–30　弦脉分部——疾病对应表

分部	病证名称
寸部	头痛、胸中痰饮内停
关部	左关：寒热往来。右关：腹中冷痛
尺部	寒疝、腰腿拘挛

◎ 革脉（图 2–17）

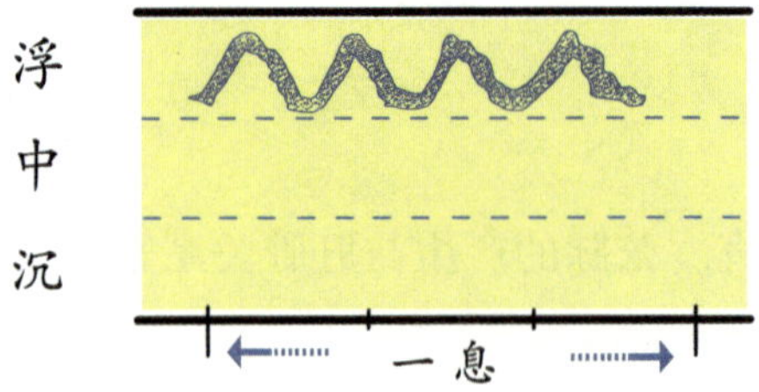

图 2–17　革脉示意图

古文记载

革大弦急，浮取即得；按之乃空，浑如鼓革。——《脉诀汇辨》

脉理

当体内的精血严重亏损时，阴血不足以充润脉管，因而造成脉管空虚，此时阳气没有阴液可以依附而浮越在外，于是形成脉管浮大中空之革脉。

脉象特点

革脉的特点为弦而芤，就像按在鼓皮上一样。

体状主病诗

革脉形如按鼓皮，芤弦相合脉寒虚。女人半产并崩漏，男子营虚或梦遗。

译文及解析

革脉的脉象如同按在鼓皮上一样，中间空而外层硬，兼具有芤脉和弦脉的特点，主虚寒证。凡女性半产、崩漏，男子营血亏虚、梦遗，皆可见此脉。

◎ 牢脉（图 2–18）

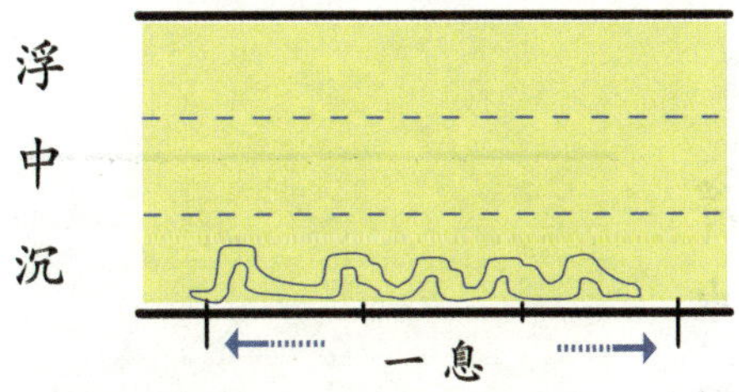

图 2–18　牢脉示意图

古文记载

牢在沉分，大而弦实；浮中二候，了不可得。——《脉诀汇辨》

脉理

体内若阴寒之气极度强盛，寒邪具有收缩与凝滞的特性，会导致阳气深潜而难以舒展上升。在这种病理状态下，脉象往往表现为深沉且弦长有力，紧实牢固，不易变化，即为牢脉。

脉象特点

牢脉的特点为似沉似伏，实大而长，微弦，脉管紧张度较高。

体状相类诗

弦长实大脉牢坚，牢位常居沉伏间。革脉芤弦自浮起，革虚牢实要详看。

译文及解析

牢脉为弦长实大之脉，脉位较沉，位于沉脉与伏脉之间。而革脉和芤弦脉位偏浮。革脉多主虚证，牢脉多主实证。

主病诗（表 2-31）

寒则牢坚里有余，腹心寒痛木乘脾。疝癞瘕何愁也，失血阴虚却忌之。

表 2-31　牢脉脉象——疾病对应表

脉象	病证名称
牢脉	里实证、脘腹冷痛、肝气犯脾

◎ 濡脉（图 2-19）

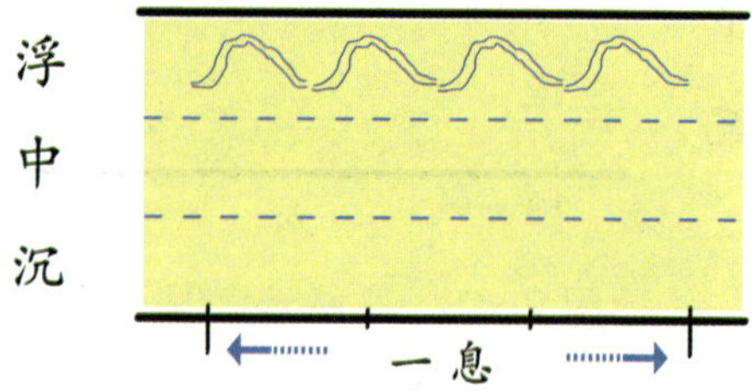

图 2-19　濡脉示意图

古文记载

濡脉细软，见于浮分；举之乃见，按之即空。——《脉诀汇辨》

脉理

（1）濡脉主气血诸虚，当体内的气血亏损时，由于阳气衰弱而无力运行血液以致血液冲击脉管的力道不足，则会出现浮软而无力的脉象。

（2）当湿邪壅阻于内时，由于气血的输布受到阻遏，此时也会出现濡脉。

脉象特点

濡脉的特点为极软而浮细，如帛在水中，轻手相得，按之消失。

体状诗

濡形浮细按须轻，水面浮绵力不禁。病后产中犹有药，平人若见是无根。

译文及解析

濡脉脉位浮，脉形细，就像水面上漂浮的丝绵一样不受力，需要轻按才能取到。如果是病后或女性出现濡脉，则可以医治；如果是无病之人突然出现濡脉，可能是无根之脉，表示病情危重，难以治愈。

相类诗

浮细如绵曰濡，沉细如绵曰弱，浮而极细如绝曰微，沉而极细不断曰细。

译文及解析

濡脉脉位浮浅，脉体柔软，脉形细；弱脉脉位深沉，脉体柔软，脉形细；微脉脉位浮，脉体极为柔软，似有似无。细脉的脉象沉且细软，但连续不绝。

主病诗（表 2–32）

濡为亡血阴虚病，髓海丹田暗已亏。汗雨夜来蒸入骨，血山崩倒湿侵脾。

表 2–32　濡脉脉象——疾病对应表

脉象	病证名称
濡脉	失血、阴虚、湿邪困脾等

分部诗（表 2-33）

寸濡阳微自汗多，关中其奈气虚何。尺伤精血虚寒甚，温补真阴可起疴。濡主血虚之病，又为伤湿。

表 2-33　濡脉分部——疾病对应表

分部	病证名称
寸部	阳虚自汗
关部	脾胃气虚
尺部	精血亏损

◎ 弱脉（图 2-20）

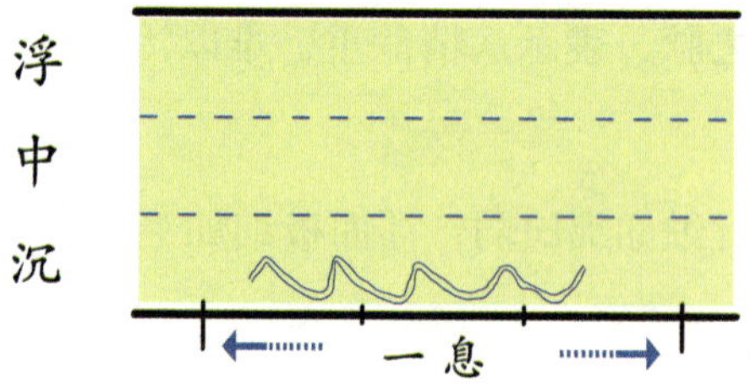

图 2-20　弱脉示意图

古文记载

弱脉细小，见于沉分；举之则无，按之乃得。——《脉诀汇辨》

脉理

在体内气血不足的情况下，血液难以充盈脉管，同时阳气的推动力量减弱，使得血液运行不畅，脉象因此表现深沉且细软无力，这种脉象特征被称为弱脉。

脉象特点

弱脉的特点为极软而沉细，沉取可得。

体状诗

弱来无力按之柔，柔细而沉不见浮。阳陷入阴精血弱，白头犹可少年愁。

译文及解析

弱脉应指无力，按之柔弱，脉形细。弱脉主阳气虚衰下陷，精血亏虚。老年人出现弱脉属于正常情况，但如果年轻人出现弱脉，则处于疾病状态。

相类诗

浮细如绵曰濡，沉细如绵曰弱，浮而极细如绝曰微，沉而极细不断曰细。

译文及解析

濡脉脉位浮浅，脉体柔软，脉形细；弱脉脉位深沉，脉体柔软，脉形细；微脉脉位浮，脉体极为柔软，似有似无。细脉的脉象沉且细软，但连续不绝。

主病诗（表 2-34）

弱脉阴虚阳气衰，恶寒发热骨筋痿。多惊多汗精神减，益气调营急早医。

表 2-34 弱脉脉象——疾病对应表

脉象	病证名称
弱脉	阴虚或阳虚，可见恶寒发热、惊悸、多汗等症状

分部诗（表 2-35）

寸弱阳虚病可知，关为胃弱与脾衰。欲求阳陷阴虚病，须把神门两部推。

表 2-35 弱脉分部——疾病对应表

分部	病证名称
寸部	阳虚
关部	脾胃虚弱
尺部	真阳虚衰、真阴不足

◎ 散脉（图 2-21）

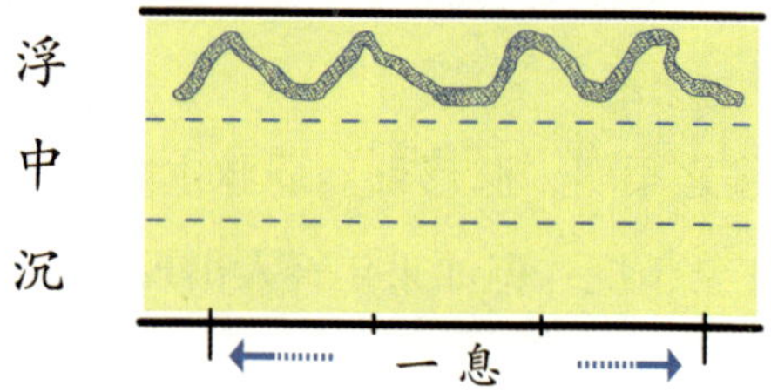

图 2-21　散脉示意图

古文记载

散脉浮乱，有表无里；中候渐空，按则绝矣。——《脉诀汇辨》

脉理

当脏腑元气即将绝竭时，心力衰竭，阳气离散，以致血液难以正常运行，因此会出现脉象浮散而无根，时快时慢，没有规律的散脉。

脉象特点

散脉的特点为乱，无拘束，至数不齐，或来多去少，或去多来少。

体状诗

散似杨花散漫飞，去来无定至难齐。产为生兆胎为堕，久病逢之不必医。

译文及解析

散脉就像漫天飞舞的杨花一样，轻浮无力，来去搏动，至数不齐。产妇出现散脉，可能是婴儿即将出生的预兆。妊娠女性出现散脉，可能是堕胎的先兆。久病患者出现散脉，往往是正气衰竭、病情危重的表现。

相类诗

散脉无拘散漫然，濡来浮细水中绵。浮而迟大为虚脉，芤脉中空有两边。

译文及解析

散脉脉象浮散而无约束，濡脉浮细而无力，像水上漂浮的棉絮；虚脉浮而迟大，按之无力；芤脉中间空，两端硬。

主病诗（表 2–36）

左寸怔忡右寸汗，溢饮左关应软散。右关软散胻胕肿，散居两尺魂应断。

表 2–36　散脉分部——疾病对应表

分部	病证名称
寸部	左寸：心悸怔忡。右寸：肺病
关部	左关：溢饮证。右关：腿脚浮肿
尺部	病情危重

◎ 细脉（图 2–22）

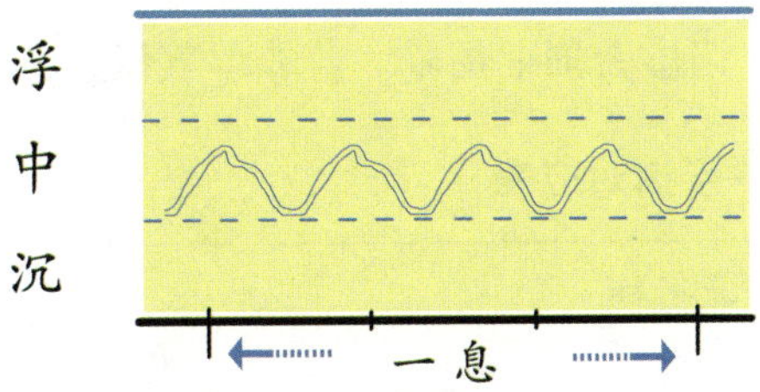

图 2–22　细脉示意图

古文记载

细直而软，累累萦萦；状如丝线，较显于微。——《脉诀汇辨》

脉理

（1）当人体气血亏虚时，血液不能充润脉管，阳气也不足以鼓动血液，因此就会出现脉体缩小而无力的细脉。

（2）当湿邪壅阻于内，或邪热深入营血时，也可出现细脉。

脉象特点

细脉的特点为脉形细、直、软，像按在丝线上一样。

体状诗

细来累累细如丝，应指沉沉无绝期。春夏少年俱不利，秋冬老弱却相宜。

译文及解析

细脉细如丝线，但是持续搏动，应指明显。如果是春夏季节或是青少年出现细脉，可能是身体出现异常；如果是秋冬季节或年老体弱的人出现细脉，则属于脉证相宜。

相类诗

微脉轻微瞥瞥乎，按之欲绝有如无。微为阳弱细阴弱。细比于微略较粗。

译文及解析

微脉细软，应指轻漂，重按消失。微脉主阳气虚损，而细脉多为阴虚。此外，细脉的脉体比微脉略微粗大。

主病诗（表 2–37）

细脉萦萦血气衰，诸虚劳损七情乖。若非湿气侵腰肾，即是伤精汗泄来。

表 2–37　细脉脉象——疾病对应表

脉象	病证名称
细脉	诸劳虚损、情志失调、气血衰败、自汗、阳虚

分部诗（表 2–38）

寸细应知呕吐频，入关腹胀胃虚形。尺逢定是丹田冷，泄痢遗精号脱阴。

表 2–38　细脉分部——疾病对应表

分部	病证名称
寸部	呕吐
关部	脾胃虚弱、腹胀
尺部	痢疾、遗精

◎ 伏脉（图 2–23）

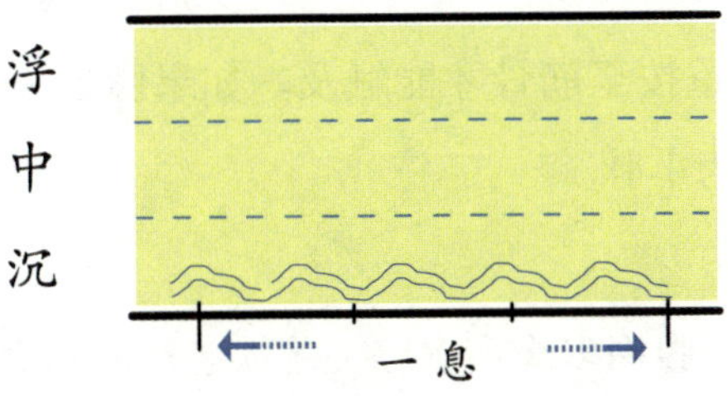

图 2–23　伏脉示意图

古文记载

伏为隐伏，更下于沉；推筋着骨，始得其形。——《脉诀汇辨》

脉理

（1）当体内邪气极度强盛时，它可能严重阻碍气血的正常流通，导致脉气受抑而无法顺畅运行，结果呈现深藏不露的伏象。

（2）长期疾病若未得治愈，可逐渐耗损正气至衰弱状态，此时阳气不足以激发血脉活力，同样可能引发深沉难寻的伏象。

脉象特点

伏脉的特点为脉位比沉脉还要深，甚至要用按压骨骼的力度才能感受到脉搏跳动。

体状诗

伏脉推筋着骨寻，指间裁动隐然深。伤寒欲汗阳将解，厥逆脐疼证属阴。

译文及解析

伏脉脉位非常深，必须重按才能感受到。伤寒患者出现伏脉属于阳气振奋，汗出邪去之象。四肢厥冷、脘腹冷痛患者出现伏脉，属于阴寒之证。

相类诗

沉帮筋骨自调匀，伏则推筋着骨寻。沉细如绵真弱脉，弦长实大是牢形。

译文及解析

沉脉的相类脉为伏脉、弱脉、牢脉。沉脉的脉象是在筋骨之间柔软滑利地流动，伏脉则是重按至筋骨才能触及。如果脉象表现为沉细软绵则为弱脉，沉而纤长实大的为牢脉。

主病诗（表 2-39）

伏为霍乱吐频频，腹痛多缘宿食停。蓄饮老痰成积聚，散寒温里莫因循。

表 2-39　伏脉脉象——疾病对应表

脉象	病证名称
伏脉	霍乱、呕吐、腹痛、食积、水饮内停、积聚

分部诗（表 2-40）

食郁胸中双寸伏，欲吐不吐常兀兀。当关腹痛困沉沉，关后疝疼还破腹。

表 2-40　伏脉分部——疾病对应表

分部	病证名称
寸部	食积、呕吐
关部	腹痛、身体困顿
尺部	腹痛、疝气

◎ 动脉（图 2-24）

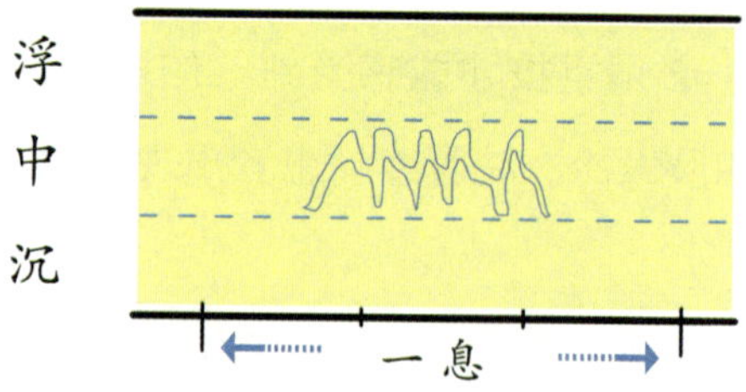

图 2-24　动脉示意图

古文记载

动无头尾，其形如豆，厥厥动摇，必兼滑数。——《脉诀汇辨》

脉理

（1）当体内有瘀血、气滞等致病因素而出现痛证时，容易导致阴阳失调；或当机体惊恐慌张时，则易导致气血紊乱，使得体内气血的运行升降失常，出现动摇、滑数有力的动脉。

（2）人体的气血失去约束而窜动不止，以致阴阳气血在脉管中相互斗争，也会出现摇摆不定的动脉。

脉象特点

动脉的特点为多在关部上，寸部和尺部见不到，脉形像黄豆一样，且动摇不定。

体状诗

动脉摇摇数在关，无头无尾豆形团。其原本是阴阳搏，虚者摇兮胜者安。

译文及解析

动脉摇动不停，脉率较快，无头无尾像圆豆一样。出现动脉的原因是阴阳两气相搏结，胜利的一方则安静，虚弱的一方则表现为动脉。

主病诗（表 2–41）

动脉专司痛与惊，汗因阳动热因阴。或为泄痢拘挛病，男子亡精女子崩。

表 2–41　动脉脉象——疾病对应表

脉象	病证名称
动脉	疼痛、惊恐、自汗、虚热、泄泻、痢疾、四肢筋脉拘挛

◎ 促脉（图 2–25）

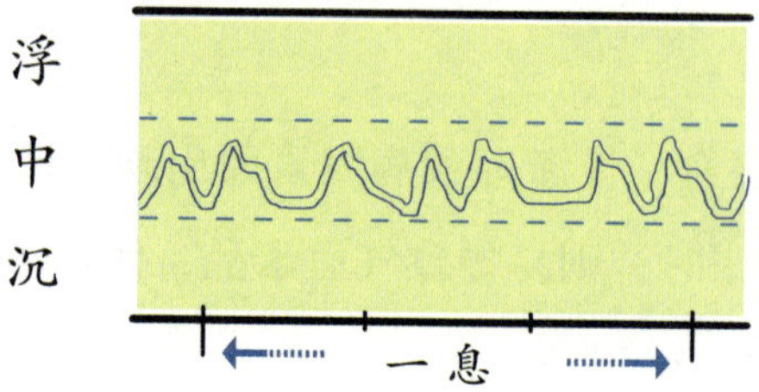

图 2–25 促脉示意图

古文记载

促为急促，数时一止；如趋而蹶，进则必死。——《脉诀汇辨》

脉理

当体内因瘀血、痰饮和宿食等因素阻遏气机的运行，或是热邪炽盛，阳气亢奋时，可导致体内的阴阳失调，此时便会出现脉象急促，突然歇止的促脉。

脉象特点

促脉的特点为脉来急促而又有不规则的间歇。

体状诗

促脉数而时一止，此为阳极欲亡阴。三焦郁火炎炎盛，进必无生退可生。

译文及解析

促脉脉来急数，且有不规则的歇止，是阳邪亢盛，阴液消亡之象。如果出现促脉间歇的次数不断增加，这表示病情危笃。反之，则预示病情好转。

相类诗

数而时至名为促，缓止须将结脉呼。止不能回方是代，结生代死自殊涂。

译文及解析

促脉的相类脉为代脉、结脉。三者的共同特点是节律失常有歇止。促脉脉率快，结脉脉率慢，搏动有歇止、不能快速恢复的为代脉。从预后来看，结脉病情较轻，预后好；代脉病情较重，预后不佳。

主病诗（表 2–42）

促脉惟将火病医，其因有五细推之。时时喘咳皆痰积，或发狂斑与毒疽。

表 2–42　促脉脉象——疾病对应表

脉象	病证名称
促脉	火热内盛：经常咳嗽，多为痰湿积滞；精神躁狂、皮肤发斑，多为邪气化热

◎ 结脉（图 2–26）

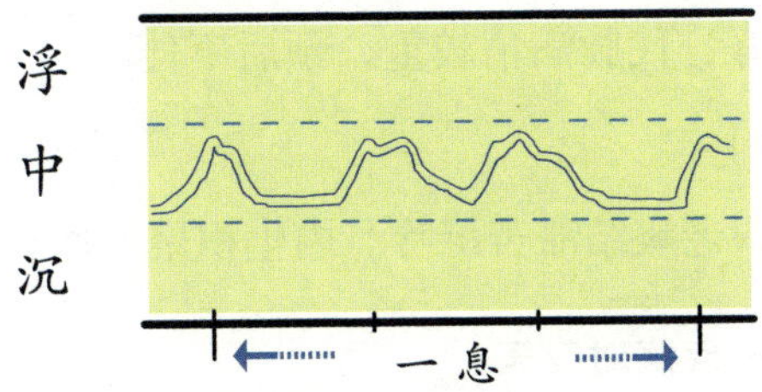

图 2–26　结脉示意图

古文记载

结为凝结，缓时一止；徐行而息，颇得其旨。——《脉诀汇辨》

脉理

当体内因气滞、血瘀、血少等因素阻碍气血运行，导致阴液独盛而阳气潜藏不和，则会出现脉来迟缓、时而一止的结脉。

脉象特点

结脉的特点为脉来缓慢而又有不规则的间歇。

体状诗

结脉缓而时一止，独阴偏盛欲亡阳。浮为气滞沉为积，汗下分明在主张。

译文及解析

结脉脉来缓慢，时有歇止，止无定数，为阴寒内盛、阳气欲脱之象。脉浮而兼结时代表气滞。脉沉而兼结时多为积聚。脉浮者宜用发汗之法，脉沉者宜用攻下之法。

相类诗

数而时至名为促，缓止须将结脉呼。止不能回方是代，结生代死自殊涂。

译文及解析

结脉的相类脉为代脉、促脉。三者的共同特点为节律失常有歇止。促脉脉率快，结脉脉率慢，搏动有歇止、不能快速恢复的为代脉。从预后来看，结脉病情较轻，预后好；代脉病情较重，预后不佳。

主病诗（表 2–43）

结脉皆因气血凝，老痰结滞苦沉吟。内生积聚外痈肿，疝瘕为殃病属阴。

表 2–43　结脉脉象——疾病对应表

脉象	病证名称
结脉	阴寒气结、寒痰血瘀、气血虚衰

◎ 代脉（图 2–27）

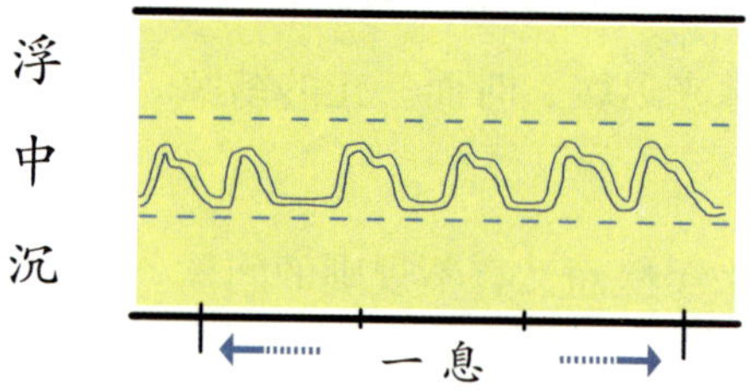

图 2–27　代脉示意图

古文记载

代为禅代，止有常数；不能自还，良久复动。——《脉诀汇辨》

脉理

当人体气血亏虚、脏气衰微，或者因伤风、痛极、惊恐、跌打损伤等因素导致脉气无法连续搏动时，就会出现代脉。如女性妊娠时出现代脉，是由体内的气血用于养胎所致。

脉象特点

代脉的特点为节律不齐，但是歇止有规则，也就是脉搏跳动一定次数后出现一次较长时间的间歇，然后恢复正常的搏动，如此周而复始。

体状诗

动而中止不能还，复动因而作代看。病者得之犹可疗，平人却与寿相关。

译文及解析

代脉的脉象为搏动过程中突然中止，且不能立即恢复。下一次搏动又出现相同的情况，故称为代脉。在患病的时候出现代脉，并不一定严重，是可以治愈的。如果正常人出现代脉，情况则比较严重，预后不佳。

相类诗

数而时至名为促，缓止须将结脉呼。止不能回方是代，结生代死自殊涂。

译文及解析

促脉的相类脉为代脉、促脉、结脉。三者的共同特点是节律失常有歇止。促脉脉率快，结脉脉率慢，搏动汇总有歇止，不能快速恢复的为代脉。从预后来看，结脉病情较轻，预后好；代脉病情较重，预后不佳。

主病诗（表 2–44）

代脉元因脏气衰，腹痛泄痢下元亏。或为吐泻中宫病，女子怀胎三月兮。

表 2-44　代脉脉象——疾病对应表

脉象	病证名称
代脉	五脏衰弱、腹痛、泄泻、呕吐、女性妊娠

二、其他脉象

（一）相兼脉

清代医家徐大椿撰写的《洄溪脉学·审象论》中提出，辨兼至者所以明相互之脉。在病变过程中，患者经常会存在两种以上单一脉相兼而同时出现的脉象，被称为相兼脉。人体的生理状态与疾病表现，深受先天体质与后天调养的影响，加之自然界四季更迭、气候变化的微妙作用，使得病情复杂多变，证象纷繁。面对这种多样性，单一的脉象往往难以全面准确地反映病情的全貌及细微变化。因此，中医理论巧妙地运用了相兼脉的概念，即通过不同脉象的组合形式，来综合表达疾病的多重性质与不同程度的变化。这种脉象的组合方式，不仅丰富了脉象诊断的内涵，也提高了临床辨证的精准性，使医者能够更加全面、细致地把握患者的病情，从而制订出个性化的治疗方案。

相兼脉的本质是补充单脉中的不足。在中医诊断中，单一的脉象如浮脉，常需结合其他脉象以相兼形式呈现，方能精准反映病情。然而，这种结合并非随意为之，它遵循着脉象性质的内在逻辑，并非任何两种单一脉都可能出现在临床病证中。具体而言，性质相互对立的脉象往往不可能同时存在，如浮脉与沉脉、缓脉与数脉、洪脉与细脉等，它们在生理病理上代表截然不同的状态，因此，几乎不可能在同一患者身上同时出现。相兼脉象的主病，往往就是单一脉象所主之病的集合。例如，浮脉主表，数脉主热，则浮数相兼脉主表热证；沉脉主里，细脉主虚，故沉细脉主里虚证。掌握了单一脉的主病，也就不难明确相兼脉的意义了。

在相兼脉中，有主次之分，这是因为各种脉象出现的比重不一定相同。一般而言，比重相对大的脉象被称为主脉，比重相对小的被称为兼脉。根据常规写法，脉象名称在前的是主脉，名称在后的是兼脉。如沉缓相兼，沉脉在前，则沉脉为主脉；缓脉在后，则缓脉为兼脉。

常见的相兼脉包括浮脉类、沉脉类等。

◎ 浮脉类

浮紧脉（图 2–28）

浮脉与紧脉同见时，称为浮紧脉，是外感风寒证的主脉。

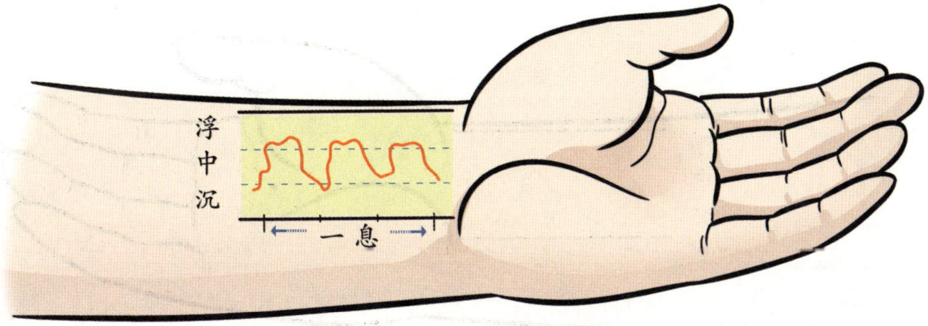

图 2–28　浮紧脉

浮缓脉（图 2–29）

浮脉一息低于4至，称为浮缓脉。多主伤寒表虚证，以寒热都不明显、头晕、鼻塞、身似有汗为主要表现。

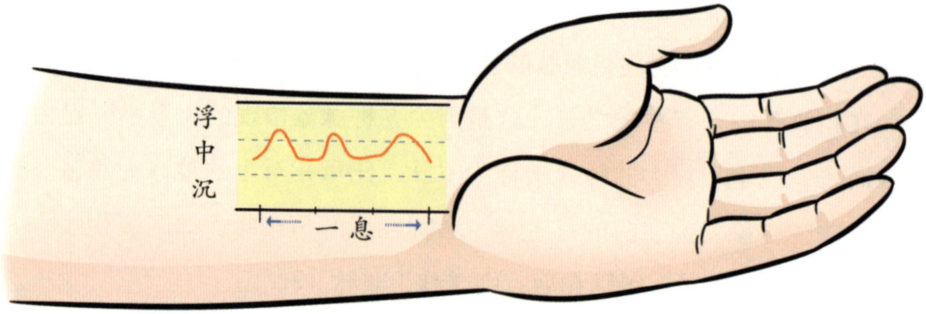

图 2-29　浮缓脉

浮数脉（图 2-30）

浮脉一息5至以上，称为浮数脉，是外感风热、温病初起的常见脉象。

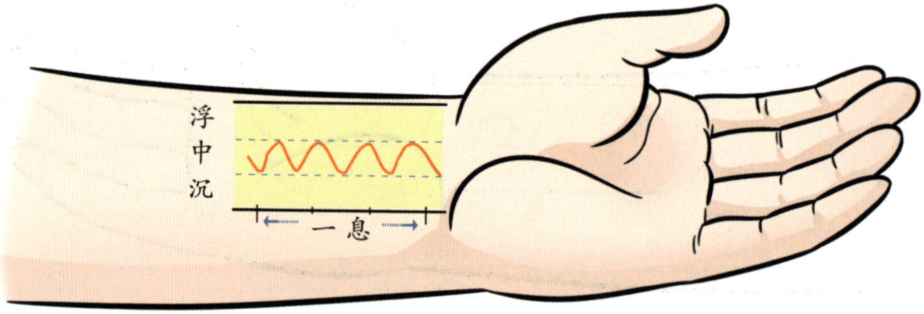

图 2-30　浮数脉

浮滑脉（图 2-31）

浮脉与滑脉同见时，称为浮滑脉。多主风痰，表现为咳嗽痰多或喘满不舒。

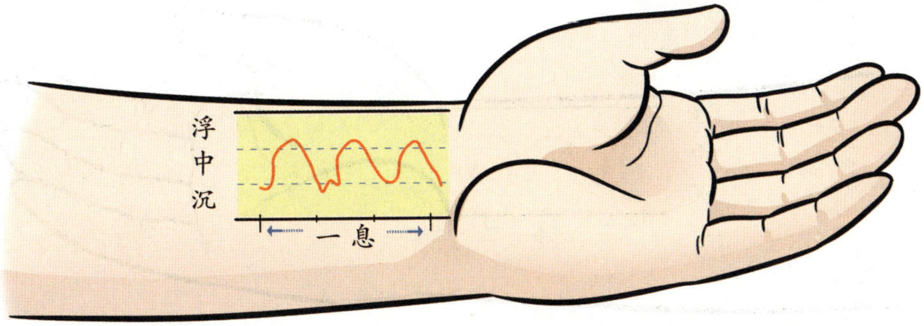

图 2-31　浮滑脉

◎ 沉脉类

沉迟脉（图 2-32）

沉脉主里，迟脉主寒，沉迟相兼，多主里寒，治宜温补。

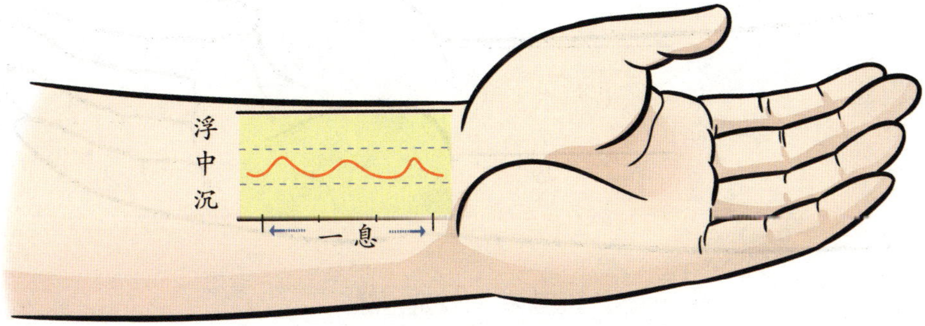

图 2-32　沉迟脉

沉弦脉（图 2-33）

沉弦脉主肝郁气滞，多表现为胁痛胀闷，喜叹息。

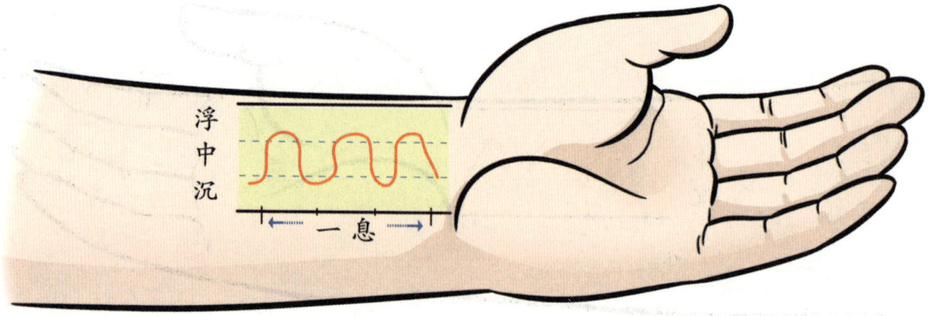

图 2–33　沉弦脉

沉涩脉（图 2–34）

沉涩之脉，初见表示气滞，久见则表示血瘀。

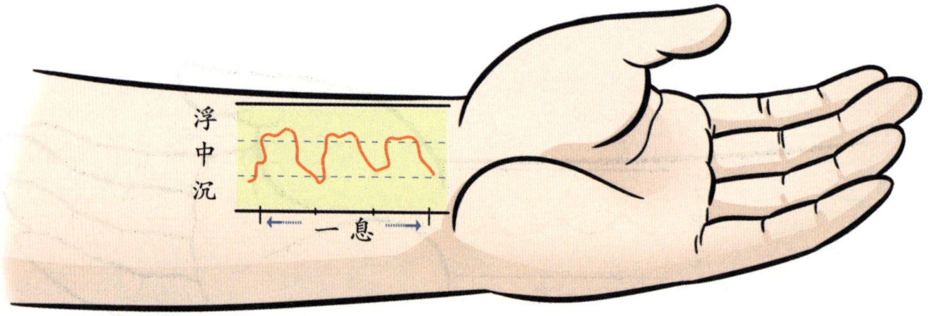

图 2–34　沉涩脉

沉滑脉（图 2–35）

沉滑之脉，多表示喘嗽、痰核、流注、诸痹、偏瘫等。若女性出现经停且无其他证候，多表示妊娠。

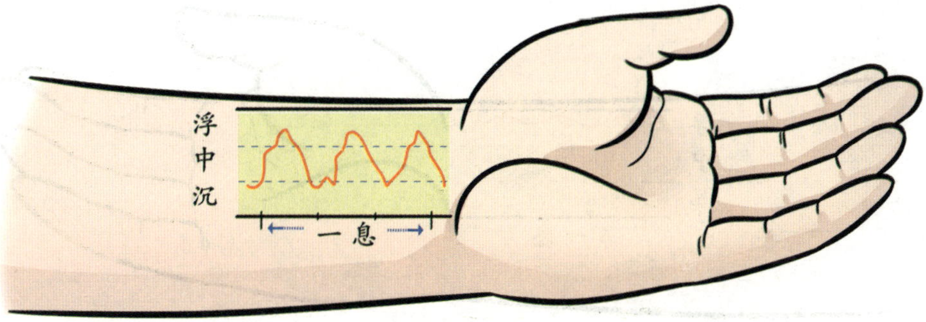

图 2-35　沉滑脉

沉实脉（图 2-36）

脉来沉实，多主理实而正气不虚。

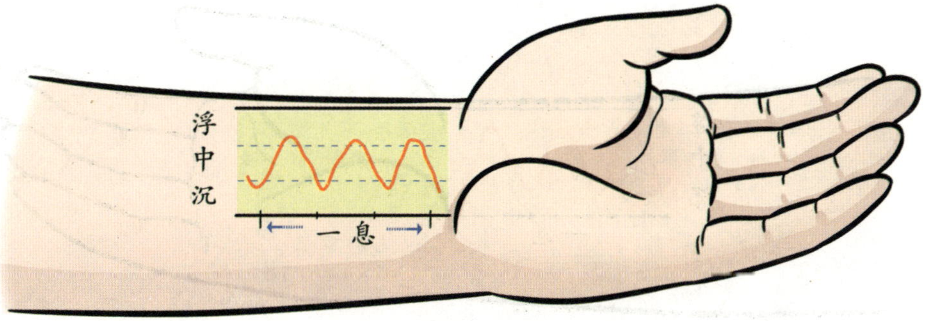

图 2-36　沉实脉

沉细脉（图 2-37）

沉细脉多主虚证，如阴虚、血虚等。

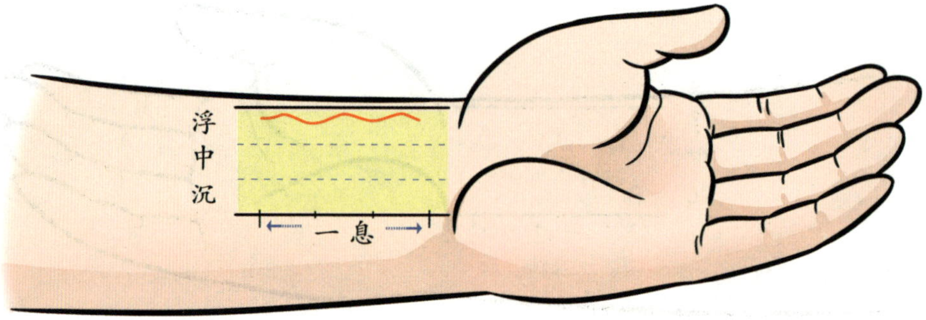

图 2-37　沉细脉

沉缓脉（图 2-38）

沉缓脉多主脾虚或水湿停留。

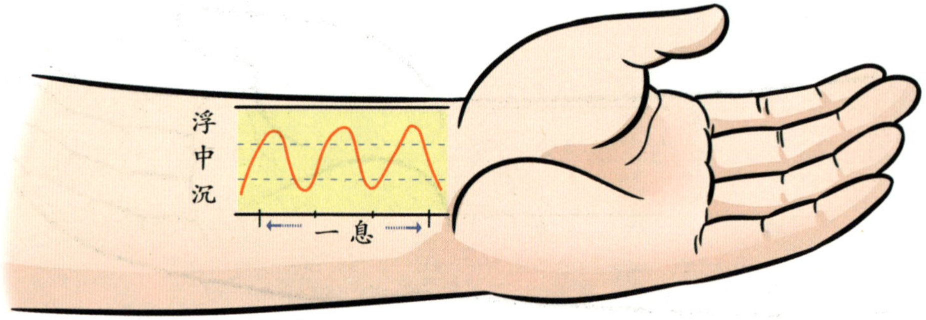

图 2-38　沉缓脉

◎ 其他

弦数脉（图 2-39）

弦数脉表示肝经有热，如肝热、肝火。

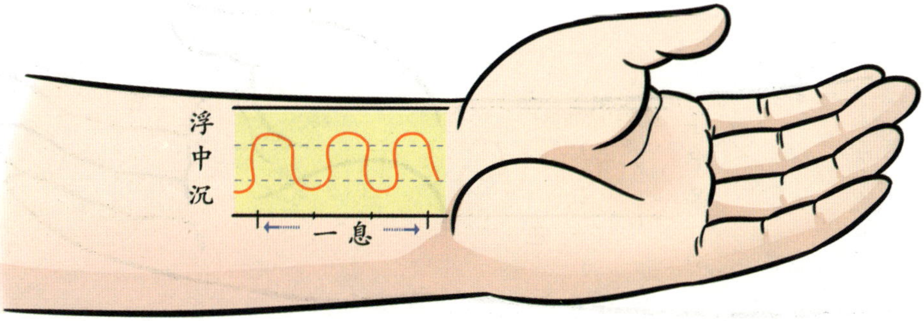

图 2-39　弦数脉

弦滑脉（图 2-40）

弦滑相兼，表示痰浊蕴热。

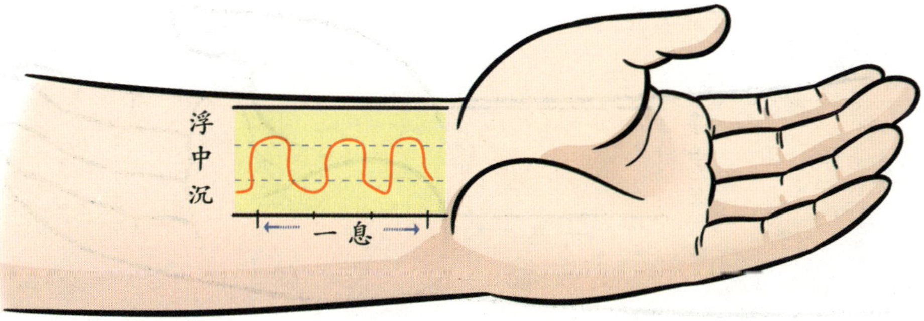

图 2-40　弦滑脉

弦迟脉（图 2-41）

弦主寒痛，迟为脏病。弦迟脉，多主痰饮内停，胃寒或胃痛。

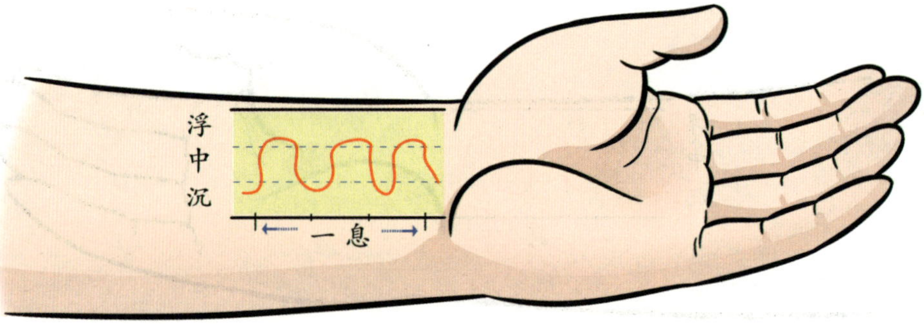

图 2-41　弦迟脉

迟实脉（图 2-42）

多主里滞，或者气痛。

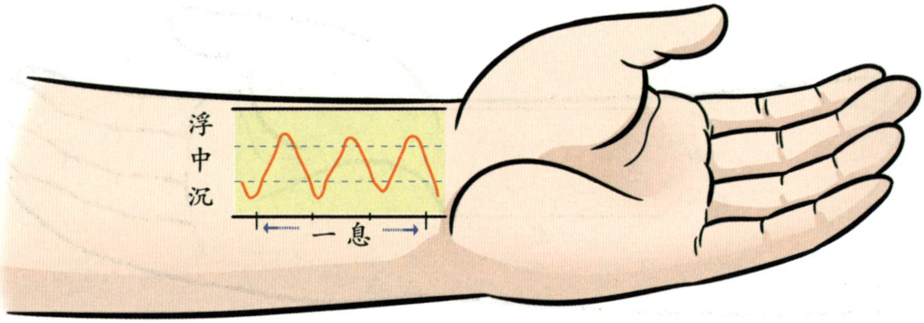

图 2-42　迟实脉

迟滑脉（图 2-43）

多主胀满，如腹胀。

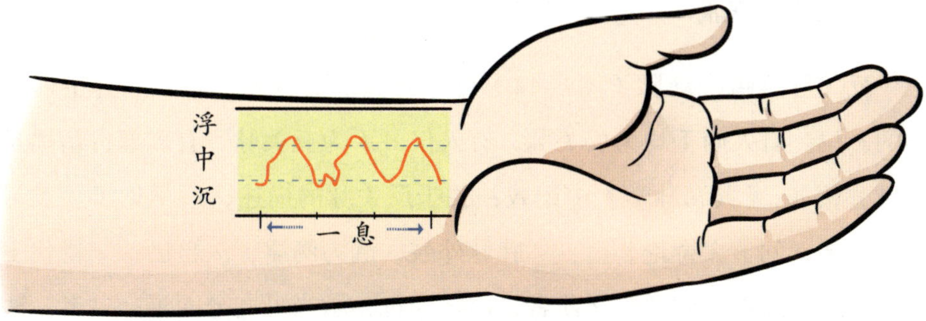

图 2-43　迟滑脉

（二）无脉

无脉指手部桡动脉无搏动或搏动减弱，不能触及。无脉的原因有很多，《脉诀新编》中提及：“夫无脉之候，所因不一，久病无脉，气绝者死。暴病无脉，气郁可治。伤寒风痛，痰积经闭，忧惊折伤，关格吐利，运气不应，斯皆无忌。”

人体脉象的稳健跳动，根植于气血的丰沛充盈、脉管的顺畅无阻及脏腑机能的全面强健。此三者中任一环节出现障碍，均可能导致脉象的隐匿，即所谓“无脉”之象。例如，情绪极端波动如盛怒或深重之痛楚，能瞬间阻滞气血的流畅，致使脉搏骤停，此属急症范畴，若及时施以恰当的治疗，则有望恢复脉象。

反观长期缠绵之病导致的无脉，则往往是元气长期耗损、脏腑精气渐趋枯竭的严重表现，治疗难度显著增加。由此可见，同样是脉象不显，其背后既可能是气机郁滞的暂时现象，亦可能是正气衰败的危急信号，两者在临床意义及预后判断上，实有天壤之别。

（三）反关脉

反关脉是指桡动脉（图2-44）行于腕关节的背侧，属于一种生理性变异的脉位。有人两手均为反关脉，有人仅一手为反关脉。有多部古籍提及反关脉，例如，《濒湖脉学》中记载：关于反关脉的描述，最早见于《黄帝内经》，《素问·大奇论》曰："脾脉外鼓，沉为肠澼，久自已。"晋代王叔和《脉经》虽然提到"关之前者，阳之动也，脉当见九分而浮。过者，法曰太过；减者，法曰不及。遂上鱼为溢，为外关内格，此阴乘之脉也"，但仍没有提出反关脉的具体描述。医学发展到明代，一家门逐步认识到反关脉，李时珍《濒湖脉学》中记载："寸口无脉，求之臂外，是谓反关，本不足怪。"李中梓的《诊家正眼》中均提及反关脉的内容。清代医家林之翰在《四诊抉微》中明确提出了反关脉的定义："此即反关脉也，谓其不行于关上，而见于关外，故曰反关也。其部位取法也与正同，然有两手俱反者，有只一手反者。"

关于反关脉的成因，并没有统一的观点，在《诊宗三昧》中曾记载："昔人所云反关之脉，但言脉位之异，未审所见之脉，与平常之人可例推乎，抑别有所异乎？答曰：凡脉之反关者，皆由脉道阻碍，故易位而见，自不能条畅如平常之脉也。其反关之因，各有不同。而反关之状，亦自不一。有胎息中惊恐颠仆而反关者，有襁褓束缚致损而反关者，有幼时跌仆动经而反关者，有龆龀痞积。"

需要注意的是，反关脉本身并不会对身体健康造成危害，它仅仅是一种脉象特征，不代表身体存在重大疾病。因此，如果有人出现反关脉无须过度紧张，可以正常生活和工作。

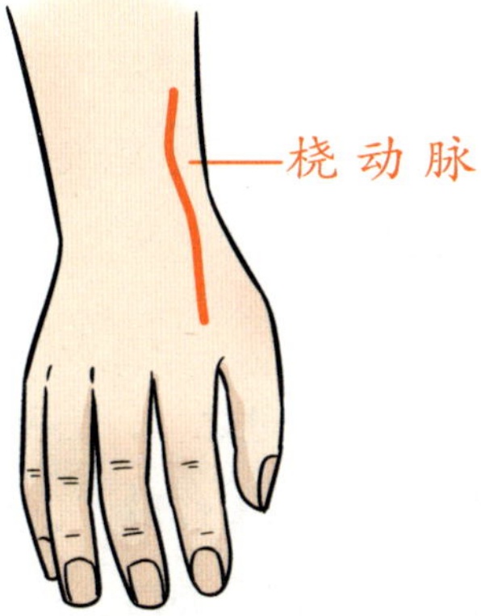

图 2-44　桡动脉

（四）真脏脉

真脏脉是在患者疾病危重期出现的一种脉象，多见于疾病的后期，脏腑之气衰竭、胃气败绝的病证，又被称为怪脉、败脉、死脉、绝脉。真脏脉是病邪深重、元气衰竭、胃气已败的征象，根据真脏脉的主要形态特征，大致可以分为无胃、无神、无根3类。

无胃、无神、无根的观点由来已久，诸多医家均认同。《黄帝内经》中曾记载："有胃气则生，无胃气则死。""诸真脏脉见者，皆死不治也。黄帝曰：见真脏曰死，何也？岐伯曰：五脏者，皆禀气于胃，胃者，五脏之本也；脏气者，不能自致于手太阴，必因于胃气，乃至于手太阴也。故五脏各以其时，自为而至于手太阴也。故邪气胜者，精气衰也，故病甚者，胃气不能与之俱至于手太阴，故真脏之气独见，独见者，病胜脏也，故曰死。"《医宗必读》曾记载："两尺为肾部，沉候之六脉皆肾也，然则两尺之无根，与沉取之无根，总之，肾水绝也。"

无胃的脉象已无冲和之意，脉象中若缺乏和胃气相应的柔和流畅之感，转而显现出坚硬搏动的特性，如偃刀脉、转豆脉、弹石脉，往往预示着患者体内正气与病邪之间的力量对比严重失衡，是临床诊疗中须高度警惕的病情恶化的征兆；无根之脉的主要特征为虚大无根或微弱不应指，至数不清，如釜沸脉、鱼翔脉、虾游脉，它们都是体内阴阳失衡、正气虚衰至极的脉象特征，是临床中需要紧急干预的危重病情信号；无神之脉的主要特征为脉率无序、脉形散乱，如雀啄脉、解索脉，多源于脾（胃）与肾的阳气极度衰败，它们不仅是神气涣散的体现，更预示着生命已至濒危之境，是极为严重的病情预兆。

关于真脏脉的数量，有书记载为七怪脉，也有书记载为十怪脉。七怪脉是指釜沸、鱼翔、弹石、解索、屋漏、虾游、雀啄，十怪脉则在七怪脉的基础上，增加了偃刀、转豆、麻促3种脉象。

在《诊家正眼》中对七怪脉的描述如下：

雀啄：连三五至而歇，歇而再至，如雀啄食，脾绝也。

屋漏：良久一至，屋漏滴水之状，胃绝也。

弹石：从骨间劈劈而至，如指弹石，肾绝也。

解索：散乱如解绳索，精血竭绝也。

虾游：沉时忽一浮，如虾游然，静中一动，神魂绝也。

鱼翔：浮时忽一沉，譬鱼翔之似有似无，命绝也。

釜沸：如釜中水，火燃而沸，有出无入，阴阳气绝也。

雀啄脉的脉象急促而短暂，三五不调，犹如麻雀啄食。此脉象多由脏气将尽、阴阳分离、气血耗散所致。常见于临终前的患者，雀啄脉的出现，是病情危重的明显标志。

屋漏脉的脉象如同房屋漏雨，间隔良久才有一滴，既缓慢又微弱。此脉象多由胃气将尽、气血虚衰、无力鼓动所致。常见于久病体虚、气血两亏的患者。屋漏脉的出现，预示着患者生命力衰退，病情危急。

弹石脉的脉象急促且坚硬，如同弹石一般，按压时感觉搏指有力。此脉象多由热邪过于炽盛、阴液枯竭、气血壅盛所致。常见于高热、实证患者，如急性感染性疾病、急性炎症等。弹石脉的出现，表明患者体内正气尚存，但病情已相当严重。

解索脉的脉象显得散乱无章，犹如解开的绳索，其节奏快慢不一，强弱也无明显规律。此脉象往往由元气已脱离、心气衰竭、气血耗散所致。常见于严重心脏病、心力衰竭等患者。解索脉的出现，往往预示着患者的病情已处于垂危状态。

虾游脉的脉象如同虾在水中游动，时而浮现，时而潜入，迅速且短暂，难以捉摸。此脉象多由气血极度虚弱、正气即将衰竭、阴阳之气无法维系所致。常见于虚证患者，如长期慢性消耗性疾病的晚期阶段。虾游脉的出现，提示患者正气衰微，病情危急。

鱼翔脉的脉象浮于肌肤表面，头部固定而尾部摇摆，漂浮不定，似有似无，犹如鱼儿在水中游动。此脉象多由阳气欲脱、阴液难以接续、阴阳之气不相协调所致。常见于危重患者，尤其是阳气将尽、阴液枯竭的病证。鱼翔脉的出现，预示着患者生命力衰弱，病情严重。

釜沸脉的脉象特征为极度浮数，犹如锅中沸水，轻触即可感知，但缺乏根基，重按则消失。此脉象往往意味着三阳热极，阴液严重耗损，常见于疾病危重阶段，如中暑、高热等热性疾病的高峰期。釜沸脉的出现，通常表明病情危急，需要立即采取措施。

在《世医得效方》中，又新增了偃刀、转豆、麻促三种脉象的描述，具体如下：

偃刀之脉，寻之如手循刀刃，无进无退，其数无准，由心元血枯，卫气独居，无所归宿，见之四日难疗。转豆，形如豆周旋展转，并无息数，脏腑空虚，正气飘散，象曰行尸，其死可立待也。麻促之脉，应指如麻子之纷乱，细微至甚，盖卫枯荣血独涩，轻者三日，重者一日殂矣。

偃刀脉的脉象弦硬而长，犹如刀刃之状，按压时感觉不移且缺乏柔和感。此脉象多由肝气郁结、气血瘀滞所致。它常见于肝病、疼痛患者，如肝硬化、肝癌、肋间神经痛等。偃刀脉的出现，提示患者体内气血瘀滞已相当严重，需要积极治疗。

转豆脉的脉象短小而滑，如同豆粒在转动，来去捉摸不定。此脉象多由气血虚衰、正气不足、阴阳之气无法维系所致。它常见于虚证患者，如长期慢性消耗性疾病的晚期阶段。转豆脉的出现，预示着患者正气已衰微，病情相当严重。

麻促脉的脉象细促而散乱，如同麻线一般散乱无章，来去急促而不定。此脉象多由气血大虚、阴阳之气无法顺接所致。常见于虚证患者，如严重贫血、营养不良等。麻促脉的出现，提示患者体内气血已严重不足，病情处于危重状态。

（五）止脉

在《古今医统大全》中记载了止脉理论："真脏止脉，斯为不及，大衍数推，死期有异。盖脉之动，五脏之气应之。合乎先天，五行生数之序。法以水一、火二、木三、金四、土五，五至为脏一周，十周大衍数备。五十无止，脏气俱平；五十中止，一脏无气。止数有常，死期可拟。数止之法，从止数起。凡五为周，不及求止。当其数而止者，所应之脏气衰。至于自旺日干，不能自旺而死。"

清末医家周学海所著的《读医随笔》中记载了如何通过止脉形势辨别患者的病情变化。原文如下。

凡癥瘕、积聚、痰凝、水溢、胕肿、痞满、喘促、咳逆、蓄血、停食、风热瘾疹、寒湿筋骨疼痛、心胃气痛，以及忧愁、抑郁、大怒、久思、久坐、夜深不寐，与夫因病过服凉泄，胃气遏伏不通，妇人月闭、妊娠，脉皆常有停止，有停一二至者，有停二三十至而复来者，即仲景所谓厥脉也。又小儿脉多雀斗不匀，此其多寡疏密之数，举不足为吉凶之据也。详考其辨，盖有四端；一察其不停之至，应指之有力无力，起伏之有势无势也。力与势盛，即为有神；力与势衰，即为无神。一察其停至之顷，是在脉气下伏之后，其力不能外鼓而然者，是为邪所遏，阳不能嘘也；若在脉气上来之后，其力不能内返，因从指下即散，如弦之绝，而不见其下去者，是元根已离，阴不能吸，其余气游弋经络之中而将外脱也。一察其停至之至，是于脉气下伏之后，全不能起，径少一至，是邪气内结也；若非全不能起，已至中途，不能上挺，指下喘喘然摇摆而去者，是中气内陷不振，而将下脱也，稍迟即当变见虾游、鱼翔之象矣。一察其既停之后，复来之至，将起未起之际，有努力上挣艰涩难起之意者，即知其停是邪气所阻也；若起伏自然，如常流利，略无努挣艰涩之情，是其停为元根已离，其余气徘徊于三焦胸腹之空中，进退无定，而将上脱也，稍迟即当变见雀啄、屋漏之象矣。更察其脉之形，无论为紧敛，为洪大，但能通长匀浓，应指有力，高下停匀，或来微衰而去盛者吉也；若应指少力，来盛去衰，及宽大中挟一细线，指下挺亘不移，或上驶如驰如射；又断而累累如珠，及指下如参量线不能敛聚者，是中气败散，为痰所隔而不合，即所谓解索也。

故有偶停一二至，而即决其必死者，为其气败而不续也；有久停二三十至，而仍决其可治者，为其气闭而内伏也。更察其证，有病之人必痰塞气逼，不得宣畅，神识昏迷，谵妄躁扰，狂越可骇者，吉也；若气高不下，时时眩目，及神识清明而静者，凶也。无病之人，必胸膈不清，胁胀腹痛，气闷不舒，心中惊惕，寐中肢掣，夜梦纷纭，及见恶物入暗洞者，吉也；若四肢无力，稍动即喘，气高不能吸纳，胸中时时如饥而又不欲食，二便清利频数者，凶也。

注：此段话描述了在特定病理情况下，如咳喘、抑郁等，脉象会出现不规则停止。此外，儿童、女性妊娠等生理情况脉象也会出现不规则停止。并且提出应从4个方面来综合考虑脉象变化，从而判断疾病的吉凶转化。分别为：前3个方面是分别观察脉刚停的时候、脉未停的时候及脉停止后复来时的脉象的应指力度及脉象起伏的强弱和流畅度；第4个方面是观察脉形，洪大还是紧缩，是否为解索脉。在判断病情吉凶时，需要结合患者的临床表现。

（六）政脉

政脉主要是研究人体脉象与五运六气的关系。如果脉气对应，则人体无疾；如果脉气不应，则容易生疾。在《运气要诀》中记载了南北政年脉不应歌诀，如下：

天地之气行南北，甲己一运南政年。
其余四运俱为北，少阴随在不应占。
北政反诊候不应，姑存经义待贤参。
从违非失分微甚，尺反阴阳交命难。

在《古今医统大全》中记载了南北政脉的理论：“南北之政，先立其年。干分五运，支立司天。土运甲己，金运乙庚。水运丙辛，木运丁壬。火运戊癸，土君余臣。司天分例，六化图推。”（详见图2–45和图2–46）《医学穷源集》中记载南北政脉相应时可以作为诊病依据：“至而至者，和。至而不至，来气不及也。未至而至，来气有余也。谨而察之，灾变可测，民病可调矣。”

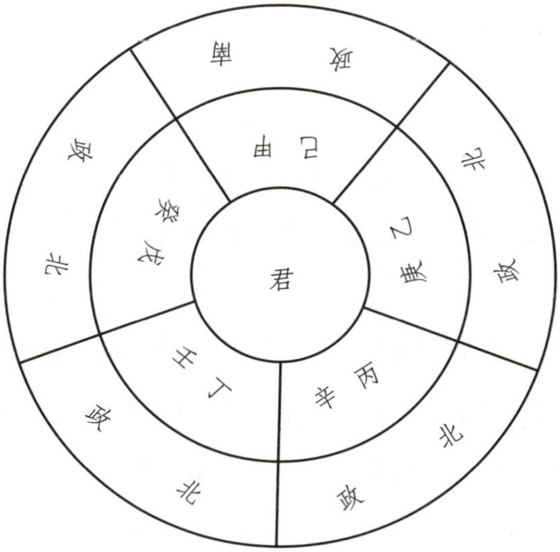

图 2-45　南北政脉

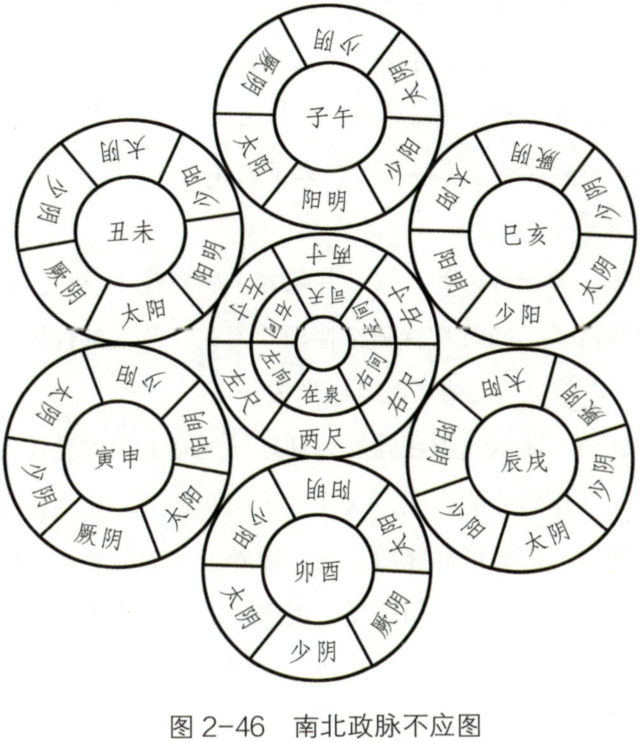

图 2-46　南北政脉不应图

三、详解四言决

脉的功能

脉乃血派，气血之先，血之隧道，气息应焉。

其象法地，血之府也，心之合也，皮之部也。

脉，又称血脉，是人体内气血运行的先决条件，也是血液运行的通道。脉搏与呼吸存在一定的对应关系。脉在人体内遍布全身，就像天地间的江河一般，在内与心脏相连，在外则分布于皮肤和肌肉之间。

脉气的生成与运行

资始于肾，资生于胃，阳中之阴，本乎营卫。

营者阴血，卫者阳气，营行脉中，卫行脉外。

脉不自行，随气而至，气动脉应，阴阳之义。

气如橐籥，血如波澜，血脉气息，上下循环。

脉气的产生，源于肾中的元气，并依赖于脾胃化生气血。脉气属阳，由于血液在脉管内流动，同时具有阴性特征。因此，脉气的性质可以理解为阳中之阴，需要营血与卫气的协同配合所形成。

营血行于脉内，而卫气则在脉外活动。脉气是无法单独运行的，必须依赖营卫之气的相互作用才能生成，这体现了阴阳相生、相互依存的关系。换句话说，脉气的搏动需要依靠脉内营气和脉外卫气的配合，才能维持血脉的正常运作，就像风箱的鼓动作用一样，促进血液在脉管中流动，如同波浪向前涌进，循环不止。

诊脉的部位

十二经中，皆有动脉，惟手太阴，寸口取决。

此经属肺，上系吭嗌，脉之大会，息之出入。

在人体的十二条经脉中，每条经脉都有脉搏的跳动，但是，只有手太阴肺经在寸口部位的脉搏才可以作为切脉的依据。这是因为手太阴肺经属肺，向上连接至喉，这是所有经脉气血交会的重要位置，同时也是呼吸的必经之路。

脉搏与呼吸的关系

一呼一吸，四至为息，日夜一万，三千五百。

一呼一吸，脉行六寸，日夜八百，十丈为准。

一息是指人体的一次呼吸，即一呼一吸，正常人一次呼吸间隔内脉搏通常搏动4次。这意味着在一天之内，人的呼吸次数可以达到约1 3500息。根据中医理论，在每一次呼吸间隔，脉内的气血能够向前行进6寸（约20cm），这样计算，在一昼夜的时间里，气血的运行距离可以达到810丈（约2700m）。

诊脉位置

初持脉时，令仰其掌，掌后高骨，是谓关上。

关前为阳，关后为阴，阳寸阴尺，先后推寻。

在开始诊脉时，医者应叮嘱患者将手臂平伸，掌心朝上，以便医者更好地触摸脉搏。在手腕部，手掌后隆起的骨头下方有一个动脉搏动的部位，被称为关脉。关脉的前方称为寸脉，属阳；后方称为尺脉，属阴。

在进行脉诊时，医者通常会先用中指的指腹按在关脉的位置上，以感知脉搏的基本情况。然后，用示指和无名指依次放在寸脉和尺脉的位置，从轻到重，或从重到轻，左右推寻，调节最适当指力，观察脉象，以获取患者健康状况的重要信息。

辨五脏六腑脉

心肝居左，肺脾居右，肾与命门，居两尺部。
魂魄谷神，皆见寸口，左主司官，右主司府。
左大顺男，右大顺女，本命扶命，男左女右。
关前一分，人命之主，左为人迎，右为气口。
神门决断，两在关后，人无二脉，病死不愈。
男女脉同，惟尺则异，阳弱阴盛，反此病至。

心肝脉象体现在左手，分别对应寸部和关部；肺脾脉象体现在右手，分别对应寸部和关部。两手的尺部则与肾脏及命门相关。

在脉诊中，情志和水谷的运化都可以在寸口脉看出来。左手脉整体来说候脏，右手脉整体来说候腑。男性通常应重点观察左手的脉象，女性则重点关注右手的寸脉。左为阴，右为阳，而男性的阳气较为旺盛，因此，在健康的情况下，左手脉通常会比右手脉更为明显；而女性的阴血较为丰盈，因此，在健康的情况下，右手脉通常会比左手脉更为明显。这种脉象的差异属于正常的生理现象。

寸脉的测量位置在关脉前一分（约为0.3cm）处，主要反映心与肺的状态。左手寸脉被称为“人迎”，而右手寸脉则被称为“气口”。尺脉则被称为“神门”，位于关脉之后，主要反映肾脏与元气的状态。如果两手的神门脉均无脉动，可能意味着患者病情危急，难以挽救。

虽然男性与女性的脉象在总体上相似，但尺脉的表现略有不同。寸脉属于阳，尺脉属于阴。男性的阳气偏盛，寸脉通常较为强盛而尺脉较弱；而女性尺脉通常较为强盛而寸脉较弱。如果出现与上述情况相反的脉象，往往表明可能存在病理状态。

七诊脉法

脉有七诊，日浮中沉，上下左右，消息求寻。

又有九候，举按轻重，三部浮沉，各候五动。

寸候胸上，关候膈下，尺候于脐，下至跟踝。

左脉候左，右脉候右，病随所在，不病者否。

诊脉的方法可以概括为七种，分别是浮取、中取、沉取、上取、下取、左取和右取。这些方法可帮助医者诊察脉象的变化，并以此来判断患者的健康状况。除了七诊以外，还有一种诊脉法被称为九候诊脉法。这种方法通过施加不同的指力来切诊寸、关、尺三部。每一部位都需要经过浮取、中取、沉取的诊断方式，三部共计九候。在每一候中，医者需观察5次以上的脉动，以确保能够准确捕捉到脉象的变化。如果观察时间过短，可能会错过重要的脉象信息。

从脉诊部位分类，寸脉反映膈部以上的疾病，关部反映膈部以下的疾病，尺部反映肚脐到足跟之间的疾病。此外，左手脉可用于诊断左侧身体的病变，右手脉则用于诊断右侧身体的病变。身体存在病变时，通常会在寸口脉的相应位置表现出异常脉象。如果身体健康，自然就不会出现异常的脉象。

五脏平脉

浮为心肺，沉为肾肝，脾胃中州，浮沉之间。

心脉之浮，浮大而散，肺脉之浮，浮涩而短。

肝脉之沉，沉而弦长，肾脉之沉，沉实而濡。

脾胃属土，脉宜和缓，命为相火，左寸同断。

浮脉常用于诊察心与肺，心脏的脉象表现为浮大而散，肺脏的浮脉表现为浮涩而短。沉脉则用于诊察肝与肾，肝的沉脉表现为沉而弦长，肾脏的沉脉则为沉实而软。脾胃位于中焦，其脉象通常表现为不浮不沉，从容和缓。此外，命门与相火的盛衰变化可以通过左寸脉来诊断，左寸脉的变化能够揭示肾的阴阳状态，帮助判断整体健康。

气候对脉象的影响

春弦夏洪，秋毛冬石，四季和缓，是谓平脉。

不同季节，脉象会出现明显的变化：

春季阳气开始升发，但寒凉之气尚未完全消除，人体的气机仍受到寒凉之气的约束，因此脉象大多为“弦脉”；夏季阳气极为旺盛，人体的气血充沛，脉象大多为“洪脉”；秋季阳气逐渐收敛，人体的气血也逐渐内藏，脉象大多为“浮脉”；冬季阳气深藏，人体的气血也深藏于内，脉象大多为“沉脉”。总之，虽然不同的季节，脉象会随之变化，但如果脉象表现为从容和缓，则称为平脉，是身体健康的表现。

病脉总括

太过实强，病生于外，不及虚微，病生于内。

春得秋脉，死在金日，五脏准此，推之不失。

四时百病，胃气为本，脉贵有神，不可不审。

调停自气，呼吸定息，四至五至，平和之则。

三至为迟，迟则为冷，六至为数，数即热证。

转迟转冷，转数转热，迟数既明，浮沉当别。

浮沉迟数，辨内外因，外因于天，内因于人。

天有阴阳，风雨晦冥，人喜怒忧，思悲恐惊。

在中医脉诊中，充实有力的脉象通常表示外感病，意味着邪气过盛；而虚弱或细微的脉象则指示内因病，表明正气不足。这种脉象的变化可以帮助医者判断疾病的来源。

根据中医五行理论，春季属肝，健康情况下应出现弦脉。如果在春季却出现了秋季才应该出现的毛脉，可能是由于肺金的邪气过盛，克制了肝木的正常功能。当遇到金日时，金气更盛，木气受到更大的损害，在这种情况下，患者的病情可能会加重，甚至危及生命。医者通过五行生克的理论来推测病情，这种方法通常较为准确。

四季节气变化所引发的各种疾病，只要胃气存在，脉象有神，则代表疾病还有治愈的希望，因此，在脉诊中必须仔细分析。

在切诊过程中，医者首先需要保持自身呼吸的平稳，以便准确计算患者脉搏的速率。一般来说，一呼一吸为一息，正常情况下每息之间脉搏跳动次数应为4～5次。如果一次呼吸间隔脉搏仅跳动3次，则为迟脉，主寒证；如果脉搏跳动达到6次，则为数脉，主热证。脉象越迟表示寒证越深；脉象越数，表示热证越重。因此，应区分并辨别浮、沉、迟、数4种脉象，以便更准确地判断病证的性质是内因还是外因。外因存在于自然界，通常指六淫（风、寒、暑、湿、燥、火）对身体的影响，而内因则在于人体本身，通常包括七情内伤、饮食不当、劳累等因素。

表里寒热的脉象变化

外因之浮，则为表证，沉里迟阴，数则阳盛。

内因之浮，虚风所为，沉气迟冷，数热何疑。

浮数表热，沉数里热，浮迟表虚，沉迟冷结。

表里阴阳，风气冷热，辨内外因，脉证参别。

脉理浩繁，总括于四，既得提纲，引申触类。

根据不同的脉象，可以推测出病证的表里、阴阳及病因。当浮脉出现时，如果是外感邪气引起的，邪气通常在表，属于表证；沉脉则意味着邪气已经深入体内，形成里证；数脉多是里热炽盛。如果浮脉是由内因而起，通常表示阴血不足，导致肝风内动；沉脉则可能反映气机郁滞，导致气血运行不畅；迟脉在内因病中也可能表示阳气虚极，导致阴寒内盛；数脉则通常与邪热炽盛相关。浮数脉通常主表热证，意味着表面有热邪；沉数脉则主里热证，表示内里有热。浮迟脉则主表虚证，沉迟脉主里寒证。要正确分辨病证的表里、阴阳，以及病邪的性质（如风、气、寒、热），并明确病因是内伤还是外感，应该结合脉象与临床表现进行综合分析。

虽然脉学的理论复杂多样，但大体可以归纳为浮、沉、迟、数4种基本脉象。掌握这些脉象的特点，能够帮助我们更好地理解和应用脉学，并触类旁通。

27脉特点与区分

浮脉法天，轻手可得，泛泛在上，如水漂木。

有力洪大，来盛去悠，无力虚大，迟而且柔。

虚甚则散，涣漫不收，有边无中，其名曰芤。

浮小为濡，绵浮水面，濡甚则微，不任寻按。

脉象的变化是中医诊断的重要依据。浮脉如天空中的云彩，轻轻一触便能感知，又好像水上漂浮的木头。洪脉是粗大而有力的脉象，表现为气血充盈，脉体较长。虚脉则浮而无力，脉体柔软。散脉则比虚脉更为散漫，重按则无。芤脉浮大中空，像葱管一样，脉体两边可以触及，中间却是空的。濡脉细小且软绵无力。微脉则比濡脉更细软无力，重按或沉按均不可得。

沉脉法地，近于筋骨，深深在下，沉极为伏。

有力为牢，实大弦长，牢甚则实，愊愊而强。

无力为弱，柔小如绵，弱甚则细，如蛛丝然。

沉脉如同大地，必须沉取至筋骨处才能感知，伏脉比沉脉更深。牢脉沉而有力，坚固不移，脉体实大弦长。实脉则比牢脉更坚实有力。弱脉沉而无力，柔和、细小、软绵；细脉则比弱脉更细小无力，如同蜘蛛丝。

迟脉属阴，一息三至，小驶于迟，缓不及四。

二损一败，病不可治，两息夺精，脉已无气。

浮大虚散，或见芤革，浮小濡微，沉小细弱。

迟细为涩，往来极难，易散一止，止而复还。

结则来缓，止而复来，代则来缓，止不能回。

迟脉属于阴脉，反映的是阴证，一次呼吸间隔脉搏跳动仅3次。缓脉比迟脉稍微快些，一次呼吸间隔脉搏跳动4次。损脉一次呼吸间隔脉搏跳动仅2次，败脉则一次呼吸间隔脉搏跳动仅1次，表示脉气已绝，病情危重，不可治愈。夺精脉则是两次呼吸间隔脉搏跳动仅1次，显示脉中已经没有胃气和宗气，病情危急。

数脉属阳，六至一息，七疾八极，九至为脱。

浮大者洪，沉大牢实，往来流利，是谓之滑。

有力为紧，弹如转索，数见寸口，有止为促。

数见关中，动脉可候，厥厥动摇，状如小豆。

长则气治，过于本位，长而端直，弦脉应指。

短则气病，不能满部，不见于关，惟尺寸候。

数脉属于阳脉，反映的是阳证，一次呼吸间隔脉搏跳动6次。一次呼吸间隔脉搏跳动7~8次为疾脉。一次呼吸间隔脉搏跳动9次为脱脉。滑脉脉搏跳动得非常流利。紧脉则表现为脉来有力，左右弹指，如同转动的绳索。促脉在寸口处数而出，时而歇止。动脉则是在关部，像豆粒般隆起且上下左右跳动不止。长脉的脉体较长，超过寸、关、尺三部，反映出患者正气较足。弦脉则长而挺直、紧绷。短脉则脉体短小，不能满布于寸、关、尺三部，表示气虚。

27脉主病

一脉一形，各有主病，数脉相兼，则见诸证。

浮脉主表，里必不足，有力风热，无力血弱。

浮迟风虚，浮数风热，浮紧风寒，浮缓风湿。

浮虚伤暑，浮芤失血，浮洪虚火，浮微劳极。

浮濡阴虚，浮散虚剧，浮弦痰饮，浮滑痰热。

在中医脉诊中，每种脉象都对应着特定的病理状态，反映了不同的健康问题。如果几种脉象同时出现，就可能反映多种疾病。例如，浮脉通常主表证，但如果在没有表证的情况下出现浮脉，则可能表示里虚。浮而有力的脉象可能提示外感风热，而浮而无力则常见于内伤血虚。

浮迟脉通常与伤风或气虚有关，浮数脉则表示外感风热。浮紧脉常见于外感风寒，而浮缓脉则与外感风湿有关。浮虚脉常见于伤暑，表明气阴两伤的状态；而浮洪脉则提示虚火炽盛和阴伤。浮微脉常见于虚损劳伤，浮濡脉则与阴精虚损有关，浮散脉则表示气血虚极。浮弦脉通常与痰饮积聚相关，而浮滑脉则提示痰热壅盛。

沉脉主里，主寒主积，有力痰食，无力气郁。
沉迟虚寒，沉数热伏，沉紧冷痛，沉缓水蓄。
沉牢痼冷，沉实热极，沉弱阴虚，沉细痹湿。
沉弦饮痛，沉滑宿食，沉伏吐利，阴毒聚积。

沉脉主病为里证，常与寒证和积聚有关。沉而有力的脉象可能与痰饮或食积相关，沉而无力则常见于气机郁滞。沉迟脉常见于阳虚导致的虚寒内生，沉数脉则提示邪热蕴伏于里。沉紧脉通常与寒邪凝滞所致的冷痛有关，沉缓脉则可能表示痰饮内停。沉牢脉常见于久病不愈而寒积，沉实脉则提示里热炽盛。沉弱脉与阴液亏虚有关，而沉细脉则常见于湿邪所致的痹阻。沉弦脉常见于水饮停聚或痛证，沉滑脉与宿食积滞有关，沉伏脉多表示吐泻太过，正气大伤，或者邪阻经脉、积聚之病证。

迟脉主脏，阳气伏潜，有力为痛，无力虚寒。
数脉主腑，主吐主狂，有力为热，无力为疮。

迟脉主要反映五脏的病变，通常是阳气潜伏于里，导致气血运行缓慢。迟而有力的脉象可能与寒邪凝滞或痛证相关，迟而无力则常见于虚寒内生。数脉则主要反映六腑的病变，常见于胃热呕吐或发狂。数而有力的脉象通常表示存在实热，而数而无力则可能与疮疡相关。

滑脉主痰，或伤于食，下为蓄血，上为吐逆。
涩脉少血，或中寒湿，反胃结肠，自汗厥逆。
弦脉主饮，病属胆肝，弦数多热，弦迟多寒。
浮弦支饮，沉弦悬痛，阳弦头痛，阴弦腹痛。

滑脉主痰饮和食积，尺部脉滑则可能为蓄血，关部脉滑则可能为呕吐。涩脉主血证，也可能与寒湿证有关，常见于脾胃虚冷的反胃、肠道壅结或自汗身冷。弦脉则与水饮停滞有关，主要为肝胆疾病。弦数脉通常指示热证，弦迟脉则主寒证。浮弦脉主支饮（水饮停聚于胸膈脘腹）；沉弦脉主悬饮（水饮停聚于胸胁下）。寸部出现弦脉多为主头痛；尺部出现弦脉多为腹痛。

紧脉主寒，又主诸痛，浮紧表寒，沉紧里痛。
长脉气平，短脉气病，细则气少，大则病进。
浮长风痫，沉短宿食，血虚脉虚，气实脉实。
洪脉为热，其阴则虚，细脉为湿，其血则虚。

紧脉则主寒证及各种疼痛，浮紧脉通常与表寒证有关，而沉紧脉则与里寒所致的痛证相关。长脉通常表示正气足，气血平和，而短脉则主气虚。细长脉常见于气弱血虚，脉势过大则可能提示邪气炽盛和病情加重。浮长脉通常与风邪有关，而沉短脉则多见于食积不化。

血虚者常出现虚脉，而邪气盛实则可能产生实脉。洪脉主热证，但如果因热盛伤阴，洪脉也可能提示阴液亏虚。细脉主湿证和血虚证。

缓大者风，缓细者湿，缓涩血少，缓滑内热。

濡小阴虚，弱小阳竭，阳竭恶寒，阴虚发热。

阳微恶寒，阴微发热，男微虚损，女微泻血。

阳动汗出，阴动发热，为痛与惊，崩中失血。

虚寒相搏，其名为革，男子失精，女子失血。

缓脉显大常见于风热病，缓细脉则与寒湿阻滞有关，缓涩脉主血虚，缓滑脉则与里热证相关。濡小脉主阴液亏虚，弱小脉则主阳气衰竭，分别导致身体畏寒和发热。

当寸部脉出现微脉时，通常主阳气衰竭，身体畏寒；尺部脉出现微脉则可能提示为阴液亏虚所致的阴虚发热。男性出现微脉通常主劳损虚弱，而女性出现微脉则常与崩漏出血有关。寸部脉出现动脉通常主阳气亏虚导致的多汗，尺部脉出现动脉则主阴虚发热。动脉也可能与痛证和惊证相关。当体内气弱血虚，又遭遇寒邪入侵，则可能出现革脉。男性出现革脉表示失精，女性出现革脉表示失血过多。

阳盛则促，肺痈阳毒，阴盛则结，疝瘕积郁。

代则气衰，或泄脓血，伤寒心悸，女胎三月。

促脉则主阳热过盛，常见于热毒壅滞所致的肺痈或暑湿疫毒所致的阳毒。结脉则主阴寒过盛，可能表现为疝气、癥瘕或积聚。代脉主元气衰微，症状可能表现为泻下脓血或伤寒所致的心悸。女性在妊娠3个月时也可能出现代脉。

杂病脉象

脉之主病，有宜不宜，阴阳顺逆，凶吉可推。

中风浮缓，急实则忌，浮滑中痰，沉迟中气。

尸厥沉滑，卒不知人，入脏身冷，入腑身温。

在中医脉诊中，通过分析不同的脉象，可以诊断疾病。脉象有顺逆之分，一般而言，脉证相符通常被视为顺证，代表病情相对良好；而脉证不符则被视为逆证，可能预示着病情严重或危急。

中风患者的脉象应该表现为浮而缓，如果此时脉象表现急而实，则脉证不符，属于逆证，预示着凶兆。在痰浊壅滞的情况下，脉多浮滑，表明体内有痰湿阻碍气机。相对的，气机阻塞时，脉则显沉迟，反映出气机运行不畅的状态。突然晕倒、识人不清的患者，脉多沉滑。如果身体发冷，说明邪气已侵入脏器；而如果身体发热，则表示邪气入腑。

风伤于卫，浮缓有汗，寒伤于营，浮紧无汗。

暑伤于气，脉虚身热，湿伤于血，脉缓细涩。

伤寒热病，脉喜浮洪，沉微涩小，证反必凶。

汗后脉静，身凉则安，汗后脉躁，热甚必难。

风邪侵袭肌表时，脉象浮缓，患者会自汗。而寒邪会损伤营气，脉象表现为浮紧，患者无汗。暑邪容易耗散人体正气，因此脉象往往显得虚弱无力，患者会出现身体发热。湿邪黏滞，容易阻遏气机，脉象因此会显得缓而细涩。

当寒邪入里化热时，脉可能表现为浮洪，这是顺证的表现；如果脉象表现为沉微而涩小，属于脉证不符，预示着凶兆。

在发汗后，如果脉象和缓，热退身凉且安静，表明邪热已随汗去，病情好转；但如果脉仍躁动急数，身热更甚，则说明病情加重。

阳病见阴，病必危殆，阴病见阳，虽困无害。

上不至关，阴气已绝，下不至关，阳气已竭。

代脉止歇，脏绝倾危，散脉无根，形损难医。

阳病出现阳脉或阴证出现阴脉，通常为顺证。阳证出现阴脉则为逆证，严重时甚至可能危及生命。相反，阴证出现阳脉，即使病情重，但一般不会危及生命。

在切诊寸口脉时，如果尺部有脉却不能上延至关部，说明阴气衰竭；如果寸部有脉却不能下延至关部，则表示阳气衰竭。

代脉则表示脏气衰微，病情危笃，而浮散无根的散脉则表明元气已亡散，病情严重且难治。

脾胃类

饮食内伤，气口急滑，劳倦内伤，脾脉大弱。

欲知是气，下手脉沉，沉极则伏，涩弱久深。

火郁多沉，滑痰紧食，气涩血芤，数火细湿。

滑主多痰，弦主留饮，热则滑数，寒则弦紧。

浮滑兼风，沉滑兼气，食伤短疾，湿留濡细。

饮食不节所致的内伤病证，通常会在右寸部出现脉急而滑的表现。劳损过度所致的内伤病证，右关部（候脾）则大多表现为脉大而弱。这表明脾气亏损，无法有效推动气血的运行。当气机郁滞时，脉象往往显得沉，甚至深伏不显，这是因为气血亏损，缺乏力量来鼓动脉气。若脉来涩弱，通常表示病情已久且严重，反映出体内的气血运行受到严重阻碍。

当火热邪气郁滞于内，导致气血受阻，脉象也会出现沉脉的情况。这种脉象意味着气血无法顺畅流动，使体内的热邪积聚。滑脉通常主痰饮，而紧脉则主食积。失血时血少脉涩，则可能出现芤脉，反映出气血的匮乏。数脉则主火热内盛，细脉则主水湿停滞，表明体内的湿气积聚。滑脉还可以主痰浊内盛，而弦脉则主水饮内停。当邪热炽盛时，气血被蒸腾，导致脉滑数；而寒邪内盛则使经脉收缩，故脉显弦紧。如果脉来浮滑，多数属风痰；而沉滑则表示痰气互结。食积不化，脉短而疾。水湿停滞，阻碍气机，则脉濡而细。

疟脉自弦，弦数者热，弦迟者寒，代散者折。

泄泻下痢，沉小滑弱，实大浮洪，发热则恶。

呕吐反胃，浮滑者昌，弦数紧涩，结肠者亡。

霍乱之候，脉代勿讶，厥逆迟微，是则可怕。

当患疟疾时，通常会出现弦脉。若脉象弦数，说明热邪偏盛；而弦迟则是阴寒邪气壅滞于内的表现。如果出现代脉或散脉，通常表示正气衰竭，病情危重。

患泄泻或下痢时，由于气血大伤，脉象往往沉小或滑弱。若出现实大或浮洪的脉象，并伴随发热症状，说明里热极为炽盛，病情恶化。

对于呕吐或反胃，即使胃气受到损伤，如果仍出现浮滑脉，则表示胃气尚存，病情较轻。然而，若出现弦数或紧涩脉，甚至伴随便秘的症状，则表示胃气津液枯竭，病情较重，甚至可能危及生命。

在霍乱中，若出现代脉，并不意味着脏气衰竭，而是脉气暂时不能接续所致，因此不必过于惊慌。霍乱因上吐下泻，病势急剧，若出现四肢厥逆、脉来迟缓而微，则表示脏气已经衰微，病情危笃。

肺病

咳嗽多浮，聚肺关胃，沉紧小危，浮濡易治。

喘急息肩，浮滑者顺，沉涩肢寒，散脉逆证。

病热有火，洪数可医，沉微无火，无根者危。

骨蒸发热，脉数而虚，热而涩小，必殒其躯。

劳极诸虚，浮耎微弱，土败双弦，火炎急数。

在咳嗽的诊断中，通常会出现浮脉。这是因为外邪入侵，邪聚脾胃，气机上逆侵肺，导致气机不畅。若出现沉、紧、小的脉象，通常表示病情较为严重；而如果脉象浮而濡，则意味着病情较轻，治疗相对容易。

若患者张口抬肩，喘息急促，且脉象浮滑，表明脉象与病情相符，属于顺证。若脉来沉而涩，并伴有四肢寒凉或散脉，表示脏气衰竭，属于逆证，病情较为危急。

对于火热之证，若出现洪数脉，表示为实火，阳证与阳脉相符，病情相对较轻。相反，如果出现沉微脉，表明气血已经亏虚，属于无根虚火，阳证却得阴脉，脉证不符，病情则较为危重。

如果骨蒸发热，通常表示阴液亏虚所致的虚热，故脉数而虚弱。若发热同时出现涩小之脉，说明热证而得阴脉，表示阴精枯竭至极，病情危笃，甚至死亡。在劳损过度的虚证中，由于气血亏虚，脉象表现为浮、软、微、弱。如果两手关部（候脾）出现弦脉，表明肝火炽盛而脾气已经衰败，故脉来急数。

血液病

诸病失血，脉必见芤，缓小可喜，数大可忧。

瘀血内蓄，却宜牢大，沉小涩微，反成其害。

在中医理论中，各类病因所致的大出血，通常会出现芤脉。如果芤脉表现为缓小，主顺，通常表示邪气已经去除，气血逐渐恢复，病情开始好转。相反，如果出现数大之脉，这种情况则为阴证得阳脉，属于脉证不符，意味着邪气仍然盛行，病情可能恶化。

在瘀血壅滞的情况下，如果脉象为牢大脉，说明阳证得阳脉，脉证相符，病情相对较轻。相反，若瘀血壅滞不散，出现沉小涩微之脉，则为阳证得阴脉，属脉证不符。病情相对较重，难以治愈。

肾病

遗精白浊，微涩而弱，火盛阴虚，芤濡洪数。

三消之脉，浮大者生，细小微涩，形脱可惊。

小便淋閟，鼻头色黄，涩小无血，数大何妨。

大便燥结，须分气血，阳数而实，阴迟而涩。

在中医的脉诊理论中，遗精或白浊病的患者，由于阴精耗伤，通常会出现微涩而弱之脉。火旺阴虚时，脉象表现为芤软或洪数。

对于表现为多饮、多食、多尿的消渴病，如果出现浮大脉，表明里热炽盛，脉证相符，可以治愈。相反，如果消渴病患者出现细小微涩之脉，并且形体消瘦，通常表示元气耗损，阴精枯竭，病情较为严重，治疗时应多加注意。

在小便淋沥不畅或闭塞不通的情况下，患者可能会伴随鼻头色黄的症状。如果此时出现涩小脉，表明湿热蕴结日久，损伤了血液，脉证不符，病情较重。如果脉来数大，属于阳证得阳脉，主顺，病情相对较轻。

当出现大便干燥或硬结时，需要注意分辨是阳明腑实的实证，还是阴血不足的虚证。如果便秘患者出现数而有力之脉，说明邪热炽盛，属于腑实证；而如果脉来迟涩，则为阳证得阴脉，表示阴血亏虚，肠道失于濡养，病情较为严重。

脑病

癫乃重阴，狂乃重阳，浮洪吉兆，沉急凶殃。

痫脉宜虚，实急者恶，浮阳沉阴，滑痰数热。

在中医理论中，癫证和狂证分别对应阴邪重和阳邪重。如果癫证或狂证患者出现浮洪之脉，表明气血仍然充盛，脉证相符，主顺，意味着患者的身体状况相对较好。反之，如果出现沉急之脉，则表示邪气偏盛，正气亏损，脉证不符，主逆，这通常被视为凶兆，预示着病情较为严重。

痫病患者的脉象经常表现为虚脉，若患者出现实脉，则提示疾病较重。若出现浮脉，表示痰浊阳邪偏盛，而沉脉则表示气血亏虚偏重。若出现滑脉，说明痰浊壅盛；如果是数脉，则表示里热炽盛。

喉痹之脉，数热迟寒，缠喉走马，微伏则难。

诸风眩晕，有火有痰，左涩死血，右大虚看。

头痛多弦，浮风紧寒，热洪湿细，缓滑厥痰。

气虚弦耎，血虚微涩，肾厥弦坚，真痛短涩。

对于喉痹病，其脉象需要仔细分辨。数脉通常主热，而迟脉则主寒。缠喉风与走马病属于阳证，正常情况下应出现洪数脉，如果出现微伏之脉，则为阳病得阴脉，脉证不符，主逆，预示着治疗难度较大。

各种风邪导致的眩晕，需要鉴别病理因素为火热还是痰浊。如果左手出现涩脉，则可能是瘀血阻滞所致；而如果右手出现虚大之脉，则表明气血亏虚，清窍失养，导致眩晕。

在头痛的脉象中，弦脉是常见的表现。若出现浮脉，通常与外感风邪有关；紧脉则与外感寒邪相关。洪脉表示里热炽盛，细脉则可能是湿邪内阻、清阳不升的表现。缓滑脉则提示痰浊内盛、气血闭塞。若头痛伴随弦虚脉，表示阳气亏虚；微涩之脉则可能是血液亏虚、清窍失于濡养所致的头痛。如果头痛是由肾中阴寒邪气上逆引起的，通常会出现弦而坚硬之脉；而如果是邪气入于颅脑的真头痛，则可能出现短涩之脉。

心血管疾病

心腹之痛，其类有九，细迟从吉，浮大延久。

疝气弦急，积聚在里，牢急者生，弱急者死。

心腹疼痛的病证，大致可以分为9种类型。如果出现细迟脉，属于病证相符，主顺，病情较轻，痊愈较快；反之，若出现浮大脉，则表示阴证得阳脉，脉证不符，表示病情较重，难以治愈。

对于疝气患者，因寒邪凝滞于肝脉，通常会出现弦急脉，腹中疼痛，有积块。这时，常常会出现牢急脉，属于阳证得阳脉，脉证相符，虽然病情较重，但仍有救治的机会。然而，如果积聚病患者出现弱急脉，则为阳证得阴脉，表示气血大伤，脉证不符，则表明病情危重，甚至危及生命。

骨病

腰痛之脉，多沉而弦，兼浮者风，兼紧者寒。

弦滑痰饮，濡细肾著，大乃肾虚，沉实闪肭。

腰痛的病因主要是气血瘀滞，通常会出现沉弦脉，反映出体内气血不畅，导致疼痛。如果患者表现为弦浮脉，可能是风邪壅滞经脉的表现；若伴随紧脉，则可能是寒邪凝滞。若因痰饮留滞导致腰痛，脉象可能呈弦滑。当腰痛是由肾阳不足或水湿停聚引起时，脉象可能为濡细脉，显示出气血不足和水湿内停的状态。若因肾精亏虚、筋脉失于濡养，则可能出现虚大脉；外伤或闪挫导致的腰痛则通常表现为沉实有力之脉。

脚气有四，迟寒数热，浮滑者风，濡细者湿。

痿病肺虚，脉多微缓，或涩或紧，或细或濡。

风寒湿气，合而为痹，浮涩而紧，三脉乃备。

脚气患者脉象大致可以分为4种，其中，脉象迟缓通常与偏寒相关，脉象数则与偏热有关，浮滑脉可能与风邪相关，而濡细脉则表明湿邪重。

痿病则主要是肺气虚，通常会出现微缓脉，或者出现涩、紧、细、濡等脉象。

痹病则是由于风、寒、湿三邪凝滞于内，导致气血不通，因此，浮脉、涩脉及紧脉均可出现。

肝胆病

五疸实热，脉必洪数，涩微属虚，切忌发渴。

脉得诸沉，责其有水，浮气与风，沉石或里。

沉数为阳，沉迟为阴，浮大出厄，虚小可惊。

胀满脉弦，土制于木，湿热数洪，阴寒迟弱。

浮为虚满，紧则中实，浮大可治，虚小危极。

五脏为积，六腑为聚，实强者生，沉细者死。

中恶腹胀，紧细者生，脉若浮大，邪气已深。

《金匮要略》将疸病分为黄疸、谷疸、酒疸、女痨疸和黑疸。这5种疸病多与实热有关，脉象必然显示为洪数脉。若脉象涩微则属于虚证，出现口渴则提示预后不佳。

水肿的主要病因是水湿停聚于体内，阻滞气机，通常会出现沉脉。水肿的类型可以分为皮水、风水、石水、阴水和阳水。脉象的变化可以帮助辨别不同类型的水肿：如果脉象浮，可能是风水或气水；如果脉象沉，则可能是石水或里水。脉象沉数则提示为阳水，而沉迟则可能是阴水。如果脉象表现为浮大脉，说明湿邪逐渐消退，气机得以畅通，病情有所好转；若转变为虚小脉，则表示气血虚衰，病情加重。

腹部胀满的患者多表现为弦脉。如果腹部胀满是因湿热壅阻，脉象会表现为数而洪大；而如果是阴寒内盛，则脉象会迟而弱。若出现浮脉，通常为脾气亏虚所致的虚胀；如果脉象紧而有力，则说明邪气壅滞于脘腹，属于实证。当腹部胀满伴随浮大脉时，属于阳证得阳脉，脉证相符，病情仍可治疗。反之，如果出现虚小之脉，则为阳证得阴脉，脉证不符，病情则较为危重。

气血壅结于五脏形成包块被称为“积”，气血壅结于六腑则称为“聚”。积聚病患者的脉象如果为实强脉，属于阳证得阳脉，说明邪气虽强但正气未衰，治疗相对容易。若出现沉细之脉，则为阳证得阴脉，表示气血大伤，属于脉证不符，病情危重。在中恶导致的腹胀中，如果脉象为紧细之脉，说明气血尚存，属于阴证得阴脉，治疗较为容易。如果脉象为浮大之脉，则为阴证得阳脉，提示邪气偏盛而正气严重损伤，病情较为严重。

疮疡病

痈疽浮散，恶寒发热，若有痛处，痈疽所发。

脉数发热，而痛者阳，不数不热，不疼阴疮。

未溃痈疽，不怕洪大，已溃痈疽，洪大可怕。

肺痈已成，寸数而实，肺痿之形，数而无力。

肺痈色白，脉宜短涩，不宜浮大，唾糊呕血。

阳痈实热，滑数可知，数而不热，关脉芤虚。

微涩而紧，未脓当下，紧数脓成，切不可下。

痈疽患者常表现为恶寒发热，疼痛集中在痈疽的部位，脉象多浮散。如果脉象数而且身体发热、患部疼痛，则说明邪热炽盛，属于阳证。若脉象不数，且身体不发热、不疼痛，则提示气血亏损，可能为阴疮。在痈疽尚未溃脓时，因邪毒炽盛而正气未虚，正邪相搏，通常会出现洪大脉，表明病情尚不严重。如果痈疽已溃散化脓，但脉象仍洪大，则说明邪毒依然炽盛，正气已衰，病情较重。

肺痈病主要是由邪毒炽盛导致的，正气未虚、正邪相搏，故寸部脉通常数而有力。若患者肺痿是因气阴虚损、肺失润养，则脉象数而无力。若肺痈患者因气血大伤而面色苍白，则应出现短涩脉，属于阴证得阴脉，脉证相符。在肺痈溃脓后，若脉象出现浮大脉，说明邪热炽盛，但正气已衰，属阴证得阳脉，脉证不符，容易导致咳吐脓痰或吐血。

肠痈病主要因气滞血瘀、胃肠运化失职、水湿停滞而化热，导致败血浊气壅滞，属于实热证，因此出现滑数脉。气血严重耗损时，若脉象应为微弱，但出现虚之脉，说明气血耗损至极，出现虚热，虚热蒸腾于内，而气血不足以充盈脉管，故脉象虚。若出现微涩而紧之脉，表示肠痈尚未化脓，此时应采用攻下法，祛除湿热邪气。如果脉象紧数，则表示已经化脓，此时应避免使用攻下法，以免进一步损伤气血。

女性脉象

妇人之脉，以血为本，血旺易胎，气旺难孕。

少阴动甚，谓之有子，尺脉滑利，妊娠可喜。

滑疾不散，胎必三月，但疾不散，五月可别。

左疾为男，右疾为女，女腹如箕，男腹如釜。

欲产之脉，其至离经，水下乃产，未下勿惊。

新产之脉，缓滑为吉，实大弦牢，有证则逆。

诊察女性的脉象，需要以营血变化为根本。阴血充盛时才能顺利受孕，阳气偏盛的女性难以受孕。在妊娠期间，女性足少阴肾脉的搏动特别明显，可以初步判断为妊娠，如果两手尺部脉均流利顺畅，这表明肾气旺盛，属于妊娠之脉，可贺喜。

妊娠之脉的变化可以反映妊娠的进展：脉来滑疾而略散，表示妊娠已满3个月；尺部脉疾而不散，表示妊娠已满5个月。根据左手和右手的脉象变化，可以判断胎儿的性别：左手脉疾多为男胎，右手脉疾多为女胎。此外，妊娠女性的腹形也可以反映胎儿的性别，怀女胎时腹形多像簸箕，怀男胎时则多像铁锅底。

当妊娠女性即将临产时，脉象会出现与妊娠期截然不同的离经之脉，此时只要羊水流出，胎儿就能顺利出生。如果出现离经之脉，即使羊水尚未流出，也无须惊慌，只需耐心等待。

在胎儿出生后，由于气血亏损，脉象的变化也很重要。如果出现缓滑之脉，属于吉候，预示着恢复良好；而如果出现实、大、弦、牢之脉或其他病证，则属于逆证，可能预示着身体状况不佳或有其他问题。

儿童脉象

小儿之脉，七至为平，更察色证，与虎口纹。

在诊断幼儿的脉象时，由于幼儿的脉搏速率通常比成人快，因此，1个呼吸间隔脉搏跳动7次仍然属于正常范围。除了脉诊外，还需综合考虑面诊、症状表现及虎口纹路变化。

奇经八脉脉象

奇经八脉，其诊又别，直上直下，浮则为督。

牢则为冲，紧则任脉，寸左右弹，阳蹻可决。

尺左右弹，阴蹻可别，关左右弹，带脉当决。

尺外斜上，至寸阴维，尺内斜上，至寸阳维。

奇经络脉有8种，诊断方法各有不同。如果在寸、关、尺三部脉都出现浮而弦长的脉象，通常表示病在督脉；而如果三部脉都出现牢脉，则表明病在冲脉。若三部脉都出现紧脉，则可能与任脉相关。当寸脉出现紧脉，并且左右弹动手指时，通常表示阳跷脉有病；如果尺脉出现紧脉，并且左右弹动手指，则可能与阴跷脉相关。若关脉出现紧脉，并且左右弹动手指，通常提示病在带脉。

此外，从尺部外斜上至寸部出现紧脉，通常表示阴维脉有问题；而从尺部内斜上至寸部出现紧脉，则可能与阳维脉相关。

奇经八脉主病

督脉为病，脊强癫痫，任脉为病，七疝瘕坚。
冲脉为病，逆气里急，带主带下，脐痛精失。
阳维寒热，目眩僵卧，阴维心痛，胸胁刺筑。
阳为蹻病，阳缓阴急，阴为蹻病，阴缓阳急。
癫痫瘛疭，寒热恍惚，八脉脉证，各有所属。

督脉出现病变时，常见的症状包括脊背僵硬和反折，甚至可能引发癫痫。任脉若出现病变，可能表现为7种疝气或癥瘕等。若冲脉出现病变，常见症状为逆气而上，伴随胸腹部急痛。带脉环行于腰腹部，主司带下与生殖，若带脉出现病变，可能导致脐腹疼痛、带下或遗精等表现。阳维脉起于诸阳之会，维系诸阳经脉，若其出现病变，常见症状为恶寒发热、头晕目眩，甚至突然晕倒和身体僵硬。阴维脉则起于诸阴之会，维系阴经脉，病变通常表现为胸胁部位刺痛。阳跷脉起于足跟，上行于下肢外侧，若出现病变，可能导致内侧弛缓而外侧挛缩拘急。相对而言，阴跷脉起于足跟，上行于下肢内侧，病变时则表现为外侧弛缓而内侧挛缩拘急。8种脉象和所属病证，应仔细区分。

反关脉

平人无脉，移于外络，兄位弟乘，阳谿列缺。

在正常情况下，寸口部是测量脉搏的重要部位，但如果在此处无法触及脉搏，而脉搏却移至外侧的阳溪穴（反关脉）或列缺穴（斜飞脉），这种现象可以理解为脉象的变化。这种情况就像兄弟之间的替代关系，弟弟占据了哥哥的位置，虽然看似不寻常，但并不一定意味着处于病理状态。

真脏绝脉

病脉既明，吉凶当别，经脉之外，又有真脉。

肝绝之脉，循刃责责，心绝之脉，转豆躁疾。

脾则雀啄，如屋之漏，如水之流，如杯之覆。

肺绝如毛，无根萧索，麻子动摇，浮波之合。

肾脉将绝，至如省客，来如弹石，去如解索。

命脉将绝，鰕游鱼翔，至如涌泉，绝在膀胱。

真脉既形，胃已无气，参察色证，断之以臆。

各种病证脉象应明了，分清预后的好坏。除十二经脉、奇经八脉外，还有真脏脉。当脏腑的真气即将衰绝时，脉象会出现特定的变化。例如，肝脏的真气将绝时，脉象会像刀刃一样坚硬，缺乏柔和感。而心脏的真气将绝时，脉象则如豆粒般旋转不止，短促且来去极快。脾脏的情况可能表现为脉象急促而不整齐，像雀鸟啄食；也可能像漏雨般缓慢，或是像杯子倒了以后水滴一滴一滴地滴落。肺脏的真气将绝时，脉象会像羽毛一样漂浮无根，或者短小模糊不清，如同水面微波。肾脏的真气将绝时，脉象则表现为来去无常，毫无规律，有时坚硬如石，有时又像朽坏的绳索。命门的真气将绝时，脉象像鱼虾戏水，来去无踪。膀胱的真气将绝时，脉象则如涌泉般浮散无根，反映出膀胱功能的衰退。

当出现真脏脉时，意味着真气外泄，胃气已绝。这是一种严重的病理状态，在此情况下，医者需要结合望、闻、问、切四诊综合分析，以谨慎判断病情，制订相应的治疗方案。

第三章　脉象鉴别

一、相似脉的鉴别（比类法）

（一）浮脉与虚脉、芤脉及散脉

浮脉类是指脉位较为表浅的脉象，包括浮脉、虚脉、芤脉及散脉。脉象异同点如表3–1所示，各脉象示意图如图3–1。

表 3–1　浮脉类鉴别要点

脉象名称	相同点	鉴别点
浮脉	脉位表浅	举之有余，按之不足，脉形适中
虚脉		形大无力，重按则空虚
芤脉		浮大无力，如按葱管，中间独空
散脉		浮散无力，漫无根蒂，至数不齐，稍微用力则消失

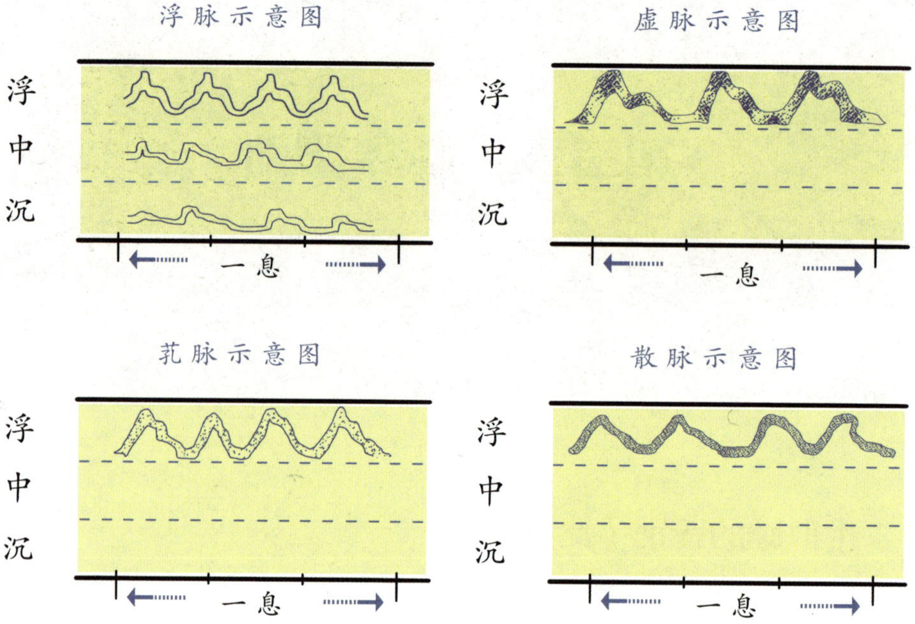

图 3-1　浮脉类

（二）沉脉类

沉脉类与浮脉类相反，脉位较深，不能轻易获取。沉脉类包括沉脉、伏脉、牢脉。脉象异同点如表3-2所示，各脉象示意图如图3-2。

表 3-2　沉脉类鉴别要点

脉象名称	相同点	鉴别点
沉脉	脉位较深	轻取不得，重按才行
伏脉		比沉脉更深，需要推筋至骨才行，甚至伏而不见
牢脉		实大弦长，坚牢不移

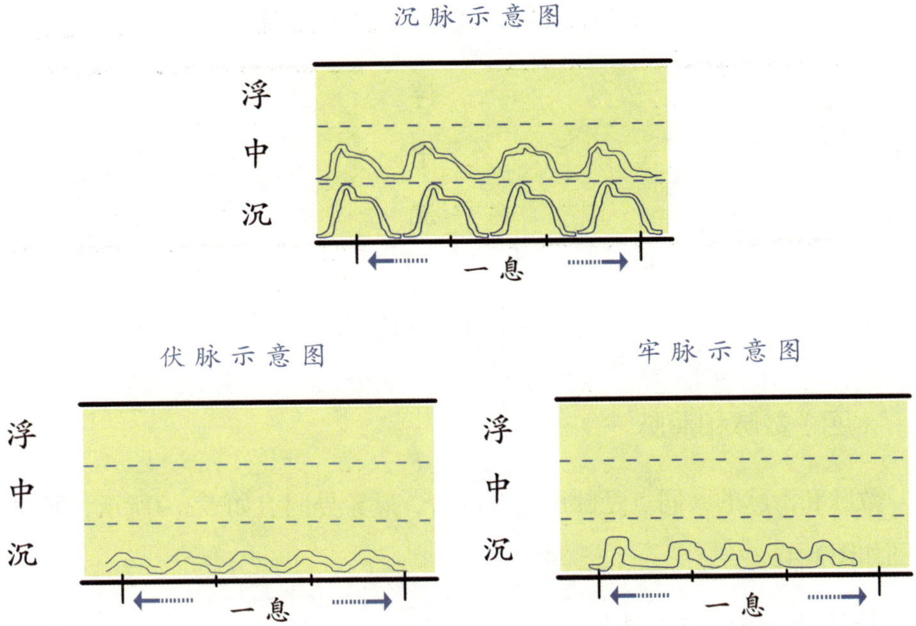

图 3-2　沉脉类

（三）迟脉和缓脉

迟脉和缓脉的共同特点是脉来迟缓。脉象异同点如表3–3所示，脉象示意图如图3–3。

表 3–3　迟脉与缓脉鉴别要点

脉象名称	相同点	鉴别点
迟脉	脉率较慢	单次呼吸间隔脉率≤ 4 次
缓脉		单次呼吸间隔脉率约为 4 次

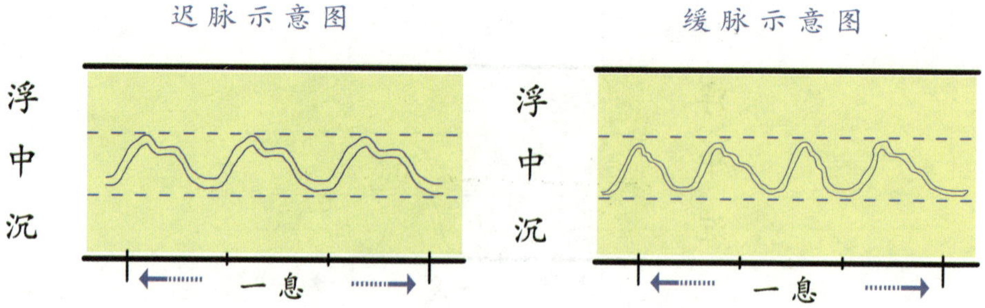

图 3-3 迟脉和缓脉

（四）数脉和滑脉

数脉和滑脉的共同点是脉形流利圆滑，脉象异同点如表3-4所示，脉象示意图如图3-4。

表 3-4 数脉与滑脉鉴别要点

脉象名称	相同点	鉴别点
数脉	脉形流利圆滑	单次呼吸间隔脉率≥ 5 次
滑脉		应指圆滑，如珠滚玉盘

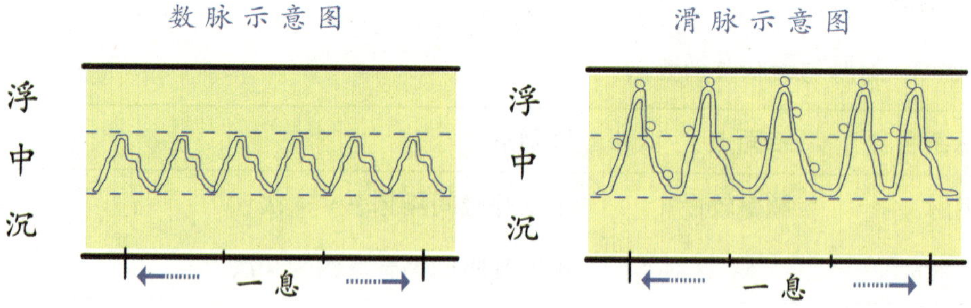

图 3-4 数脉和滑脉

（五）实脉和洪脉

实脉和洪脉的共同点是脉体宽大，脉势有力。脉象异同点如表3–5所示，脉象示意图如图3–5。

表 3–5　实脉与洪脉鉴别要点

脉象名称	相同点	鉴别点
实脉	脉体宽大，脉势有力	长大坚实，应指有力
洪脉		如波涛汹涌，来盛去衰

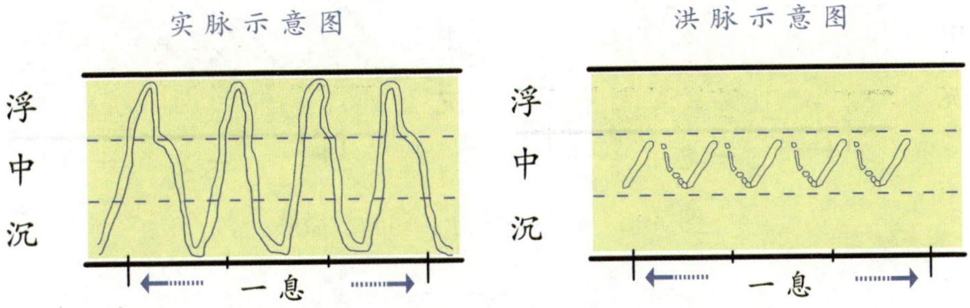

图 3–5　实脉和洪脉

（六）细脉与濡脉、弱脉、微脉

细脉与微脉、濡脉、弱脉的共同点是脉形较为细小，软弱无力。脉象异同点如表3–6所示，脉象示意图如图3–6。

表 3–6　细脉与濡脉、弱脉、微脉鉴别要点

脉象名称	相同点	鉴别点
细脉	脉形细小无力	脉形小但是应指较为明显
濡脉		浮细无力
弱脉		沉细无力
微脉		脉形极细，有时至数不清

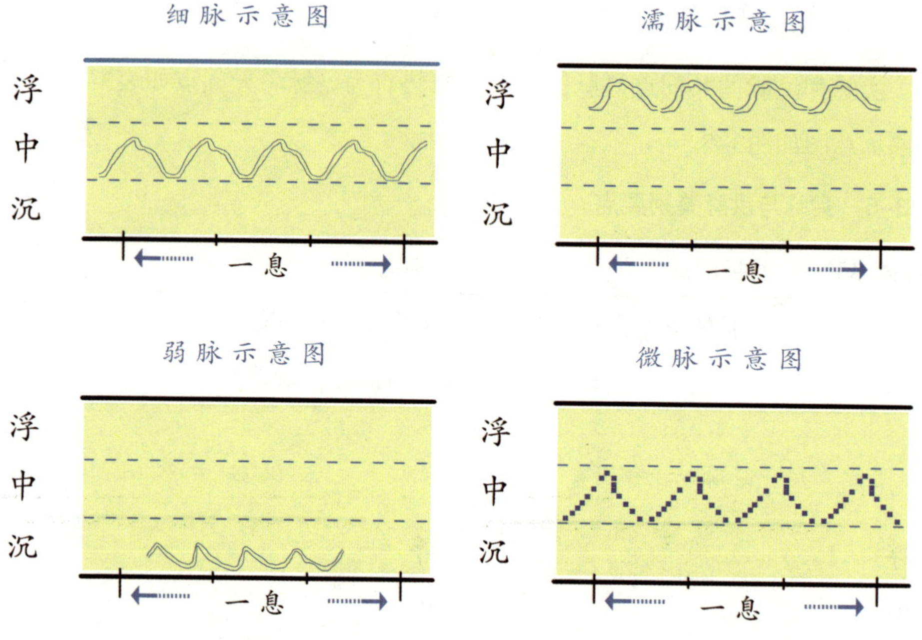

图 3-6　细脉与濡脉、弱脉、微脉

（七）短脉和动脉

短脉和动脉的共同点是脉形短小。脉象异同点如表3-7所示，脉象示意图如图3-7。

表 3-7　短脉与动脉鉴别要点

脉象名称	相同点	鉴别点
短脉	脉形短小	脉形短缩且涩、迟
动脉		脉形如豆，滑数有力

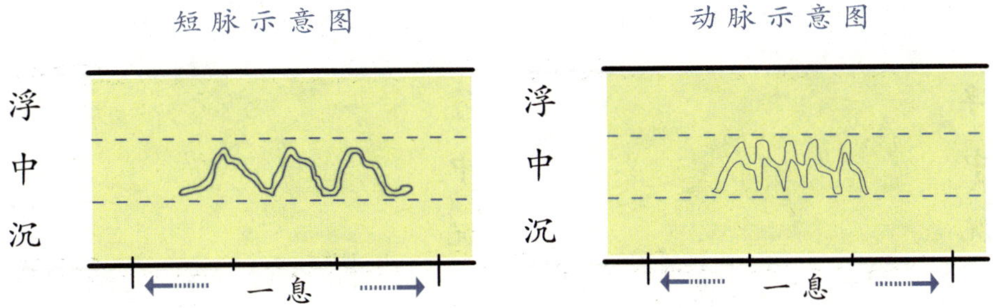

图 3-7　短脉和动脉

（八）弦脉与长脉、紧脉

弦脉与长脉、紧脉的共同点是脉形较长。脉象异同点如表3-8所示，各脉象示意图如图3-8。

表 3-8　弦脉与长脉、紧脉鉴别要点

脉象名称	相同点	鉴别点
弦脉	脉形较长	脉势紧张，如按琴弦
长脉		脉形长
紧脉		脉势紧张，像紧绷的绳索

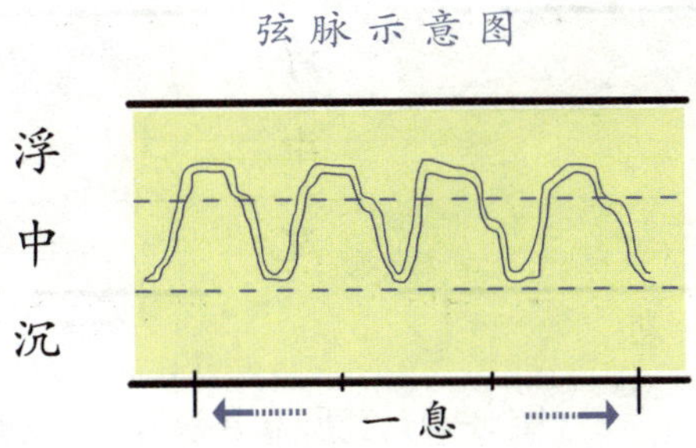

图 3-8　弦脉与长脉、紧脉（待续）

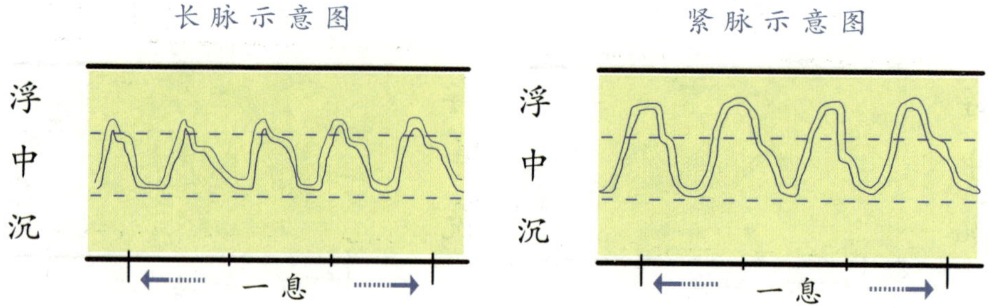

图 3-8（续）

（九）芤脉和革脉

芤脉和革脉的共同点是脉体中空。脉象异同点如表3-9所示，脉象示意图如图3-9。

表 3-9　芤脉与革脉鉴别要点

脉象名称	相同点	鉴别点
芤脉	脉体中空	如葱管，浮大中空
革脉		如鼓皮，脉管较硬

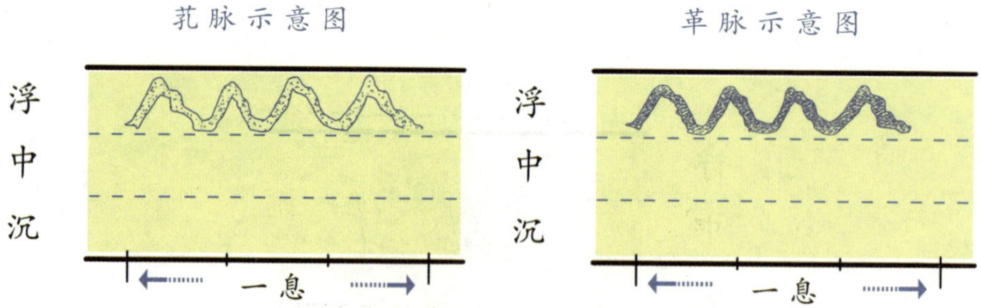

图 3-9　芤脉和革脉

（十）结脉与促脉、代脉

结脉与促脉、代脉的共同点是脉律失常，有停止。其中，结脉和促脉为无规律的间歇，代脉为有规律的间歇。脉象异同点如表3–10所示，各脉象示意图如图3–10。

表 3–10　结脉与促脉、代脉鉴别要点

脉象名称	相同点	鉴别点
结脉	脉律失常，有停止	无规律的间歇，停止时间较短，脉来缓慢
促脉		无规律的间歇，停止时间较短，脉来急促
代脉		有规律的间歇，停止时间较长

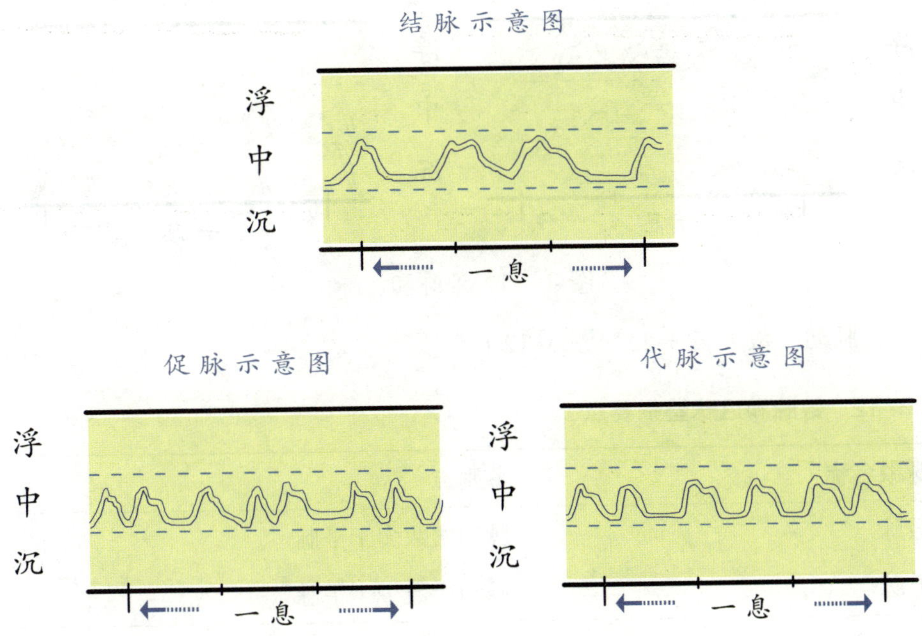

图 3–10　结脉与促脉、代脉

二、相对脉象的鉴别（对举法）

（一）脉动相反的脉象鉴别

1. 脉动深浅（表 3–11，图 3–11）

表 3–11　浮脉和沉脉鉴别要点

脉象名称	鉴别点
浮脉	脉动浮浅于外
沉脉	脉动深沉于内

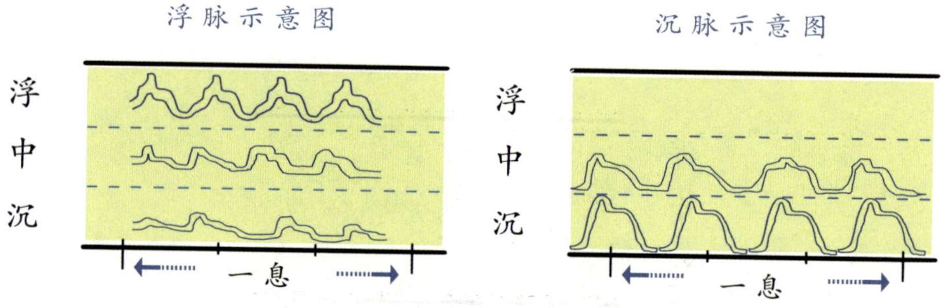

图 3–11　浮脉和沉脉

2. 脉动次数（表 3–12，图 3–12）

表 3–12　数脉和迟脉鉴别要点

脉象名称	鉴别点
数脉	脉动次数多于平脉
迟脉	脉动次数少于平脉

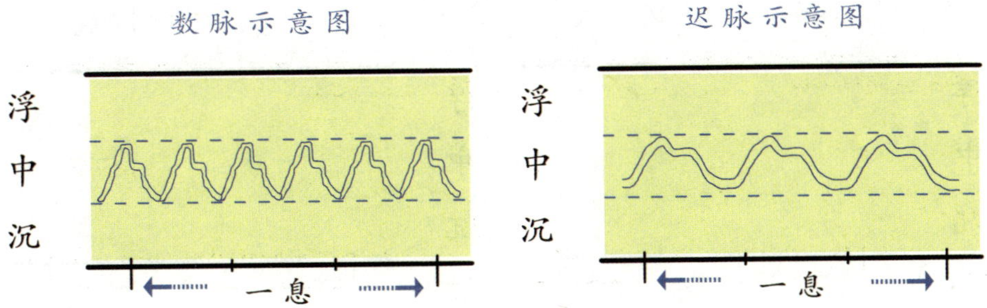

图 3-12　数脉和迟脉

3. 脉动力量（表 3-13，图 3-13）

表 3-13　实脉和虚脉鉴别要点

脉象名称	鉴别点
实脉	脉动力量强于平脉
虚脉	脉动力量弱于平脉

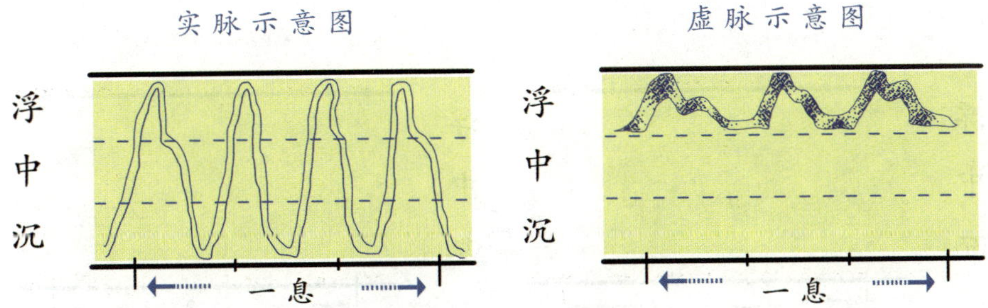

图 3-13　实脉和虚脉

4. 脉动歇止（表 3-14，图 3-14）

表 3-14　动脉和代脉鉴别要点

脉象名称	鉴别点
动脉	脉形如豆，滑数有力，无歇止
代脉	脉来缓慢而有规则的歇止

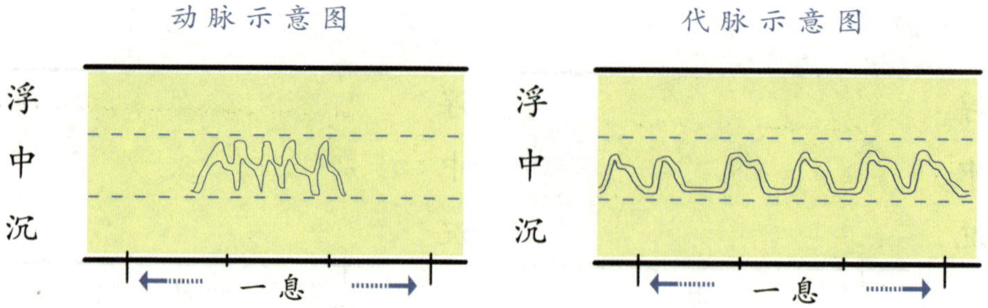

图 3-14　动脉和代脉

5. 脉动节律（表 3-15，图 3-15）

表 3-15　促脉和代脉鉴别要点

脉象名称	鉴别点
促脉	无规律的间歇，停止时间较短，脉来急促
代脉	脉来缓慢而有规则的歇止

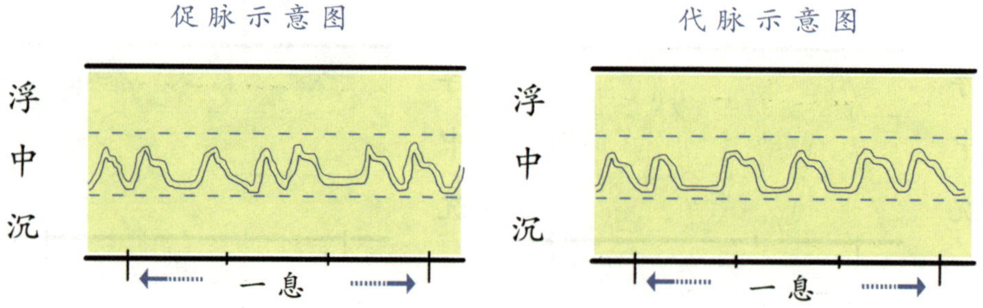

图 3-15　促脉和代脉

（二）脉体相反的脉象鉴别

1. 脉体长度（表 3–16，图 3–16）

表 3–16　长脉和短脉鉴别要点

脉象名称	鉴别点
长脉	脉体长于平脉
短脉	脉体短于平脉

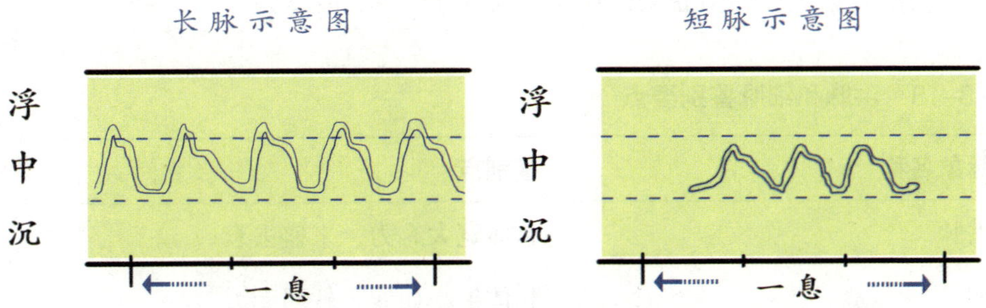

图 3–16　长脉和短脉

2. 脉体紧张度（表 3–17，图 3–17）

表 3–17　紧脉和散脉鉴别要点

脉象名称	鉴别点
紧脉	脉管比平脉紧张有力
散脉	脉管比平脉散漫无力

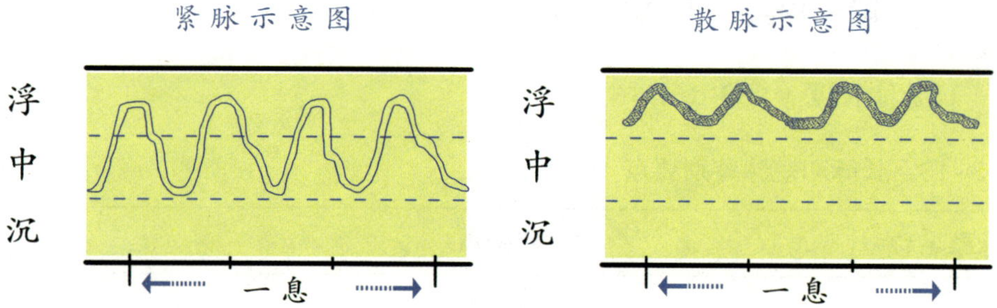

图 3-17　紧脉和散脉

（三）脉势相反的脉象鉴别（表 3-18，图 3-18）

表 3-18　洪脉和细脉鉴别要点

脉象名称	鉴别点
洪脉	脉体宽大有力，来盛去衰
细脉	脉体细小如线，软弱无力

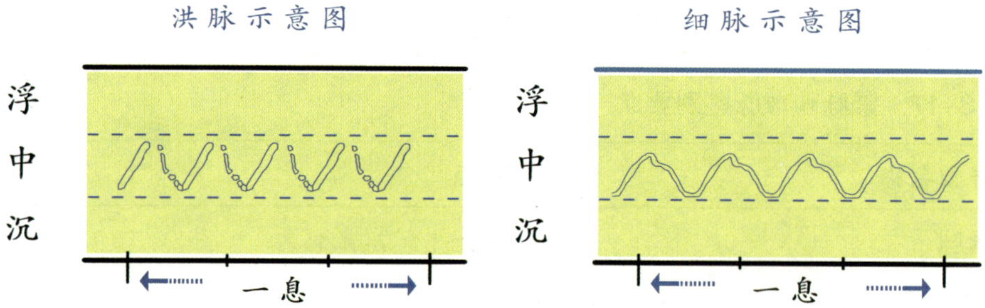

图 3-18　洪脉和细脉

第四章　常见疾病的辨脉诊治

一、咳嗽（图 4–1）

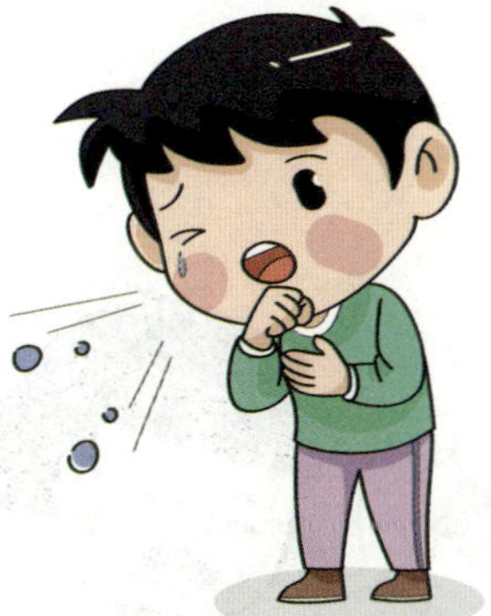

图 4–1　咳嗽

咳嗽是由六淫外邪侵袭肺部，或者脏腑功能失调、内伤于肺，肺气不清、失于宣肃所成，在临床中，以咳嗽、咳痰为主要表现。多见于西医的急性支气管炎、慢性支气管炎、肺气肿、支气管哮喘等，其脉象辨别如表4–1所示。

表 4–1 脉象辨别

脉象	病因	临床表现	方剂 / 中成药
脉浮或浮紧	风寒袭肺	恶寒重，发热轻，咽痒，咳痰稀薄、色白，鼻塞，喷嚏，流清涕，无汗，舌苔薄白	三拗汤合止嗽散加减
脉浮数或浮滑	风热犯肺	头痛身热，恶风，咽喉肿痛，口渴，咳痰不爽，痰黏稠或稠黄，流黄涕，舌苔薄黄	桑菊饮加减
脉濡数	痰湿蕴肺	咳嗽反复发作，咳声重浊，胸闷气憋，反复咳嗽，痰黏腻且稠厚，色白或带灰白色，胸闷气短，舌苔浊腻	二陈汤合三子养亲汤加减

二、胃痛（图 4–2）

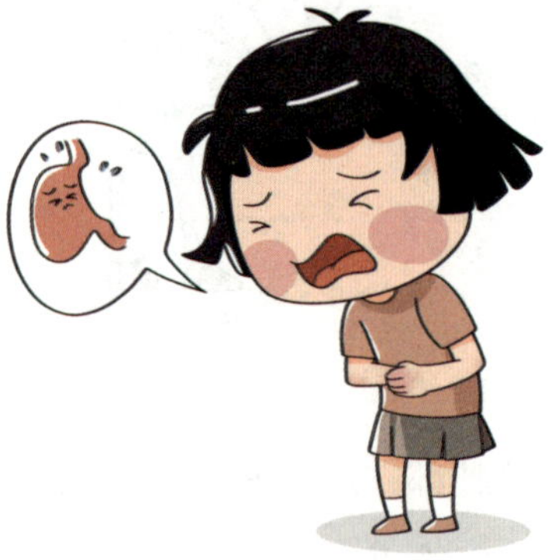

图 4–2 胃痛

胃痛又被称为胃脘疼痛，以上腹胃脘部近心窝处疼痛为主要表现，常伴食欲缺乏、恶心呕吐、嘈杂泛酸、嗳气吞腐等症状。胃痛主要是外邪犯胃、饮食伤胃、情志不畅和脾胃素虚等因素，导致胃气郁滞、胃失和降而发生胃痛，多见于西医的急慢性胃炎、消化性溃疡、胃痉挛、胃下垂、胃黏膜脱垂症、胃神经官能症等疾病，其脉象辨别如表4–2所示。

表 4–2　脉象辨别

脉象	病因	症状	方剂 / 中成药
弦	肝气犯胃	胃脘胀满撑痛，嗳气胸闷，得嗳气、矢气则舒，喜叹息，遇烦恼郁怒则痛，舌质淡、苔薄白	木香顺气丸
滑	饮食停滞	胃脘胀满疼痛，拒按，嗳腐吞酸或呕吐不消化食物，吐后痛减，得矢气及便后稍舒，舌苔厚腻	香砂养胃丸
弦紧	寒邪客胃	胃痛突然发作，恶寒喜暖，遇寒加重，得温痛减，喜热饮，舌质淡红或红，苔薄白	香苏散合良附丸加减
滑数	湿热中阻	胃脘嘈杂疼痛，口干口苦，渴不欲饮，头重如裹，身重肢倦，纳呆恶心，舌质淡红、苔黄腻	三九胃泰颗粒
细数	胃阴亏虚	胃脘隐痛灼热，似饥而不欲食，口燥咽干，五心烦热，消瘦乏力，大便干结，舌红少津	养胃舒颗粒
虚弱无力	脾胃虚寒	胃脘隐痛，绵绵不休，空腹痛甚，得食则缓，喜温喜按，劳累或受凉后发作或加重，神疲纳呆，四肢倦怠，手足不温，大便溏薄，舌质淡，苔白	附子理中丸

三、便秘（图 4-3）

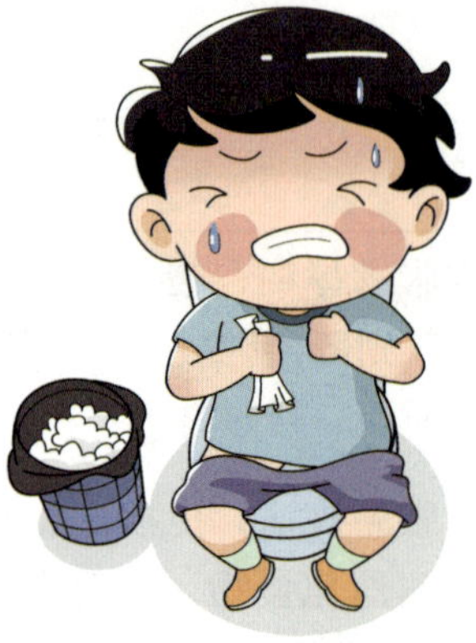

图 4-3　便秘

便秘是指因热结、气滞、寒凝、气血阴阳亏虚引起肠道传导失司，导致粪便在人体肠道内滞留过久，秘结不通，使排便周期延长，或者周期不长，但大便质地干结，排出不顺畅，或者大便质地不硬，有便意但排出不畅的病证。常见病因包括肠胃积热、阴虚肠燥、气机郁滞、脾肾阳虚及脾气亏虚等，其脉象辨别如表4-3所示。

表 4-3　脉象辨别

脉象	病因	症状	方剂 / 中成药
滑数	肠胃积热	大便干结，腹部胀痛，面赤身热，口干、口臭、口苦，心烦不安，小便短赤，舌质红、苔黄燥	通幽润燥丸
细数	阴虚肠燥	大便干结，如同羊屎状，头晕耳鸣，形体消瘦，两颧红赤，心烦失眠，潮热盗汗，腰膝酸软，舌质红、少苔	增液汤

（待续）

表 4-3（续）

弦	气机郁滞	大便干结或不甚干结，虽有便意，仍排出不畅，或者便而爽利，肠鸣矢气，腹胀腹痛，胸胁满闷，嗳气频作，纳呆食少，舌质淡、苔薄腻	六磨汤
沉迟	脾肾阳虚	大便干或不干，排出困难，小便清长，面白无华，恶寒喜暖，四肢不温，腹中冷痛，得热则减，腰膝冷痛，舌质淡、苔白	苁蓉通便口服液
虚弱无力	脾气亏虚	大便数日一行，虽有便意，临厕时排便不畅，乏力，汗出气短，面白无华，神疲气怯，舌质淡、苔薄白	人参健脾丸

四、泄泻（图 4-4）

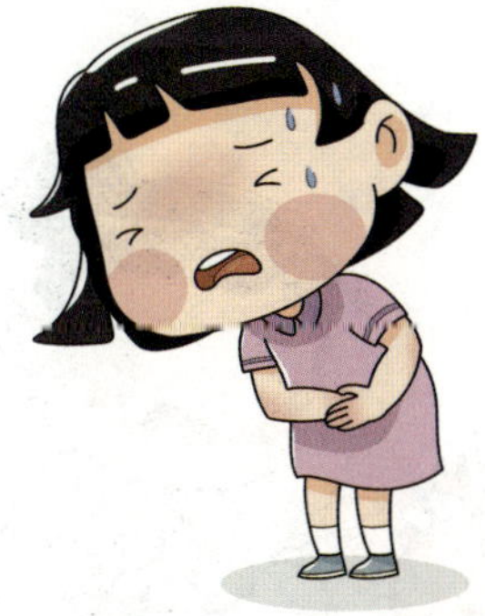

图 4-4　泄泻

泄泻是指因感受外邪，或被饮食所伤，或情志失调，或脾胃虚弱，或脾肾阳虚等原因引起的以排便次数增多、粪便稀溏，甚至泄如水样为主要症状的病证。泄泻的病位主要在脾胃和大小肠，其中主脏在脾，主要病机是脾病湿盛，脾胃运化功能失调，肠道分清泌浊、传导功能失司。多见于西医学中的急慢性肠炎、肠结核、肠易激综合征、吸收不良综合征等疾病，其脉象辨别如表4-4所示。

表 4-4　脉象辨别

脉象	病因	症状	方剂 / 中成药
细弱	脾虚泄泻	大便时溏时泻，反复发作，完谷不化，饮食减少，食后脘闷不适，进食油腻食物则大便次数明显增加，面色萎黄，神疲倦怠，舌质淡、苔白	参苓白术散
滑数或濡数	湿热泄泻	泄泻胀痛，泻下急迫，或泻而不爽，烦热口渴，肛门灼热，粪便呈现黄褐色，气味臭秽，小便短黄，舌质淡或淡红、苔黄腻	香连丸
浮紧或濡缓	寒湿泄泻	泄泻清稀，甚至水样便，腹痛肠鸣，脘闷食少，恶寒喜暖，舌质淡、苔薄白或白腻	藿香正气散

五、心悸（图 4-5）

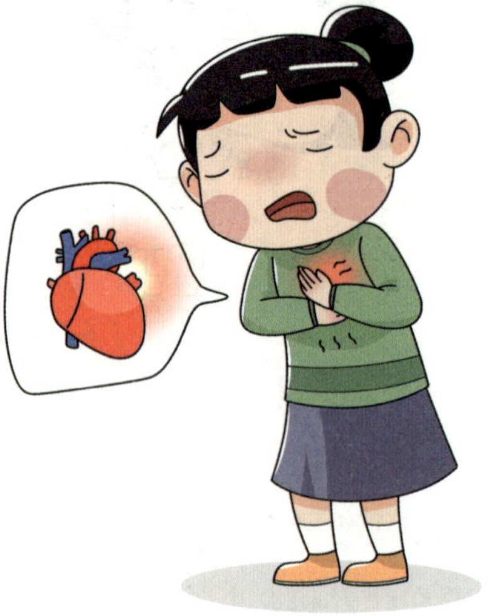

图 4-5　心悸

心悸是指患者自觉心中悸动，惊惕不安，甚则不能自主的一种病证，且常伴失眠、健忘、胸闷、心慌气短、眩晕、耳鸣、心烦口渴等症状。常因情志波动或劳累过度而发作，病情较轻者为惊悸，病情较重者为怔忡，可呈持续性。多与心脾两虚、心虚胆怯、心阳不振、心血瘀阻、痰火扰心等因素有关，其脉象辨别如表4–5所示。

表 4–5　脉象辨别

脉象	病因	症状	方剂 / 中成药
细略数或细弦	心虚胆怯	心悸不安，易恐善惊，坐卧不安，睡眠质量差，多梦易惊醒，食少纳呆，舌质淡、苔薄白	平补镇心丹
细弱而结代	心脾两虚	心悸气短，头晕目眩，面色无华，神疲乏力，纳呆食少，腹胀便溏，失眠健忘，舌质淡红	参松养心胶囊
虚而促或结代	心阳不振	心悸不安，胸闷气短，动则尤甚，形寒肢冷，面色苍白，舌质淡、苔白	桂枝甘草龙骨牡蛎汤合参附汤加减
涩或结或代	心血瘀阻	心悸不安，胸闷心痛，痛如针刺，唇甲发绀，舌质紫暗或有瘀点或瘀斑	安神补心胶囊

六、眩晕（图 4–6）

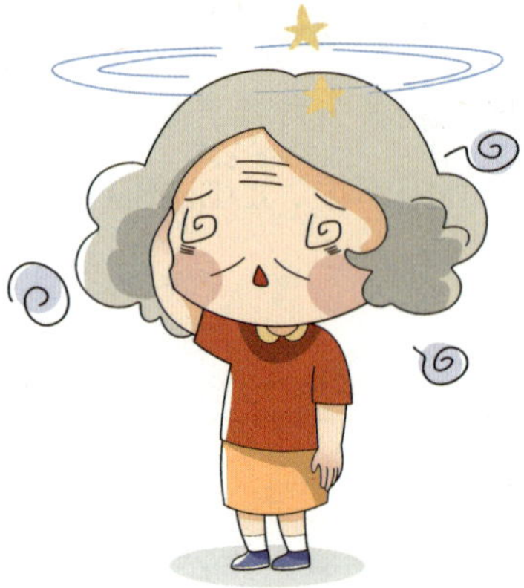

图 4–6 眩晕

眩晕是指头晕眼花，看东西不清晰。主要造成眩晕的原因包括肝风内动、肝火上扰、痰郁阻滞等影响了头面部的气血运行。临床症状包括头晕、眼花、恶心呕吐，感觉像坐在船上一样动荡。多见于西医学中的高血压、神经衰弱、梅尼埃病、低血压、低血糖、贫血、脑动脉硬化、椎–基底动脉供血不足等疾病，其脉象辨别如表4–6所示。

表 4–6 脉象辨别

脉象	病因	症状	方剂 / 中成药
弦细数	风阳上扰	眩晕耳鸣，头部胀痛，遇劳、恼怒时加重，肢体颤震，不寐多梦，腰膝酸软，或颜面潮红，舌质红、苔黄	天麻钩藤饮加减
弦涩或细涩	瘀血阻窍	眩晕头痛，失眠健忘，心悸，精神萎靡，耳鸣耳聋，面唇紫暗，舌质紫暗、有瘀点或瘀斑	逐瘀通脉胶囊

（待续）

表 4–6（续）

细弱	气血亏虚	头晕目眩，动则加剧，遇劳加重，面白无华，神疲乏力，心悸少寐，舌质淡、苔薄白	全天麻胶囊
弦滑	痰浊上蒙	头重如裹，视物旋转，胸闷恶心，呕吐痰涎，舌质淡、苔白腻	眩晕宁片

七、不寐（图 4–7）

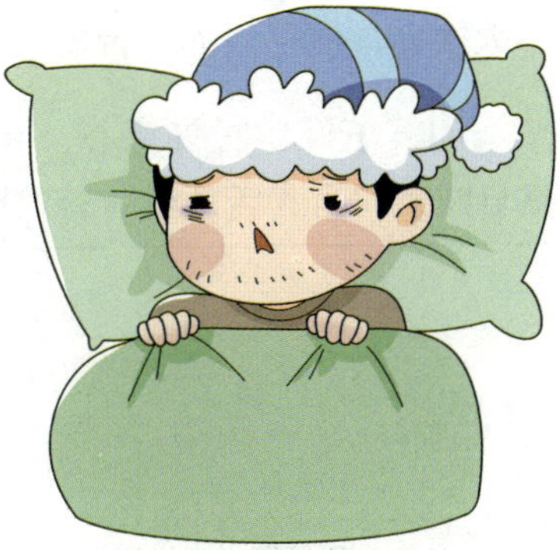

图 4–7　不寐

不寐就是失眠，是以经常不能获得正常睡眠为特征的一类病证，主要表现为睡眠时间或深度的不足，轻者入睡困难，或寐而不酣，时寐时醒，或醒后不能再寐，重则彻夜不寐，常影响人们正常的工作、生活、学习和健康。造成不寐的因素包括心血亏虚、心火炽盛、痰浊淤阻等。临床症状可见记忆力下降、心悸、心慌、头晕等。不寐的常见病因包括心火炽盛、肝郁化火、痰热内扰、阴虚火旺等等，病机总属阳盛阴衰、阴阳失交。不寐的病位主要在心，涉及肝、胆、脾、胃、肾，病性有虚有实，且虚多实少。多见于西医学中的失眠、神经官能症、更年期综合征等疾病，其脉象辨别如表4–7所示。

表 4-7　脉象辨别

脉象	病因	症状	方剂 / 中成药
细而数	阴虚火旺	心烦不寐，心悸不安，腰酸腿软，伴见头晕，耳鸣，健忘，口干津少，五心烦热，舌质红，少苔	甜梦口服液
数有力或细数	心火炽盛	心烦不寐，躁扰烦闷，口干舌燥，小便短赤，口舌生疮，舌尖红、苔薄黄	朱砂安神丸
弦而数	肝郁化火	急躁易怒、不寐多梦，甚至彻夜不眠，常伴见头晕头痛，目赤耳鸣，口干而苦，不欲饮食，便秘尿赤，舌质红、苔黄	柴胡疏肝散
滑数	痰热内扰	心烦胸闷，不寐，嗳气恶心，并伴见头重目眩，口苦，舌质红、苔黄腻	安神温胆丸

八、痛经（图 4-8）

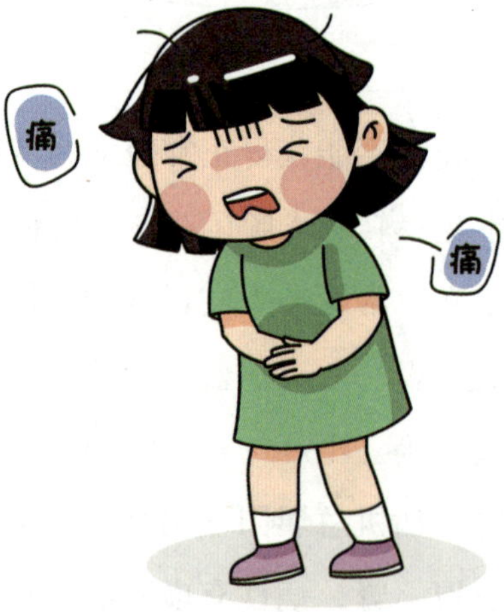

图 4-8　痛经

痛经是指行经前后或月经期出现下腹部疼痛、坠胀，伴有腰酸或其他不适，症状严重影响生活质量者。其临床表现以下腹部疼痛伴月经周期反复发作为特征。疼痛时间多在经期前后7日内或经行1~2日或整个经期。疼痛程度可影响工作及生活质量，痛甚者可致昏厥。疼痛可波及腰骶、阴道、大腿内侧，并可伴面色苍白、冷汗淋漓、腹泻、乳房胀痛、胸胁胀满、头晕头痛等症状。痛经是最常见的妇科疾病之一，多见于育龄期女性。本病常有虚实之分，不荣则痛，其脉象辨别如表4-8所示。

表 4-8　脉象辨别

脉象	病因	症状	方剂 / 中成药
脉弦或弦涩有力	气滞血瘀	经前或经期小腹胀痛，拒按，经行不畅，色暗有块，块下则痛减，胸胁或乳房胀痛，舌质紫暗，或有瘀点、瘀斑	元胡止痛片
脉沉紧	寒湿凝滞	经前或经期小腹冷痛或绞痛，得热痛减，经行量少，色暗有块，畏寒肢冷，面色发白，带下量多，舌质暗，苔白或白滑	艾附暖宫丸
脉滑数或濡数	湿热蕴结	经前或经期小腹胀痛拒按，痛连腰骶，经行量多或经期延长，经色紫红，质稠有块，平素带下量多，色黄稠，小便黄赤，舌质红，苔黄腻	清热调血汤加减
脉细弱	气血虚弱	经期或经后，小腹隐痛，喜暖、喜按、喜揉，或小腹坠痛，月经量少，色淡、质稀，神疲乏力，头晕头痛，心悸失眠，面色无华，舌质淡，苔薄	四物汤

九、腰痛（图 4–9）

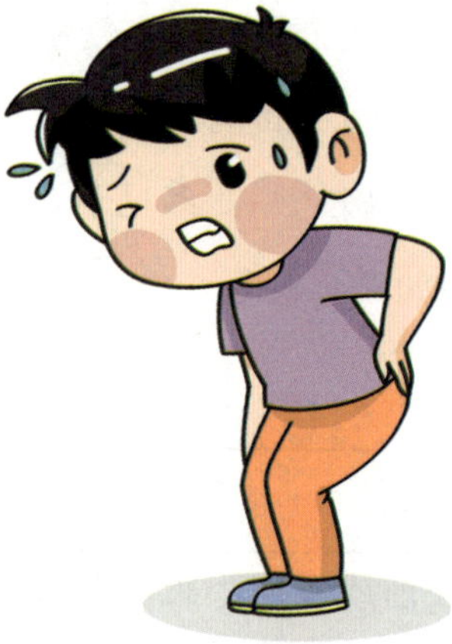

图 4–9 腰痛

腰部疼痛俗称“腰背痛”，指由于外部邪气侵袭、内部脏腑功能失调或外伤损伤等因素，造成腰部气血流通受阻或缺乏必要的滋养，进而以腰部脊柱及其周边区域疼痛作为主要临床表现的一种病证。

外部邪气侵袭导致的腰痛通常发病迅速、痛感显著，并且常伴随外感疾病；这通常被视为实证，治疗重点在于驱邪并疏通经络，依据是寒湿还是湿热，分别采用温暖散寒或清热利湿的方法。内部脏腑功能失调引发的腰痛则起病较为隐匿，腰部呈现酸痛感，病程持久，并可能伴随脏腑功能失调的症状，尤以肾虚情况多见；治疗须侧重于补肾固本，并同时调理肝脾的功能。而跌倒或扭伤所致的腰痛，起病同样急促，疼痛位置固定，伴有明显的血瘀表现，并且可以根据外伤史进行诊断；治疗应以活血化瘀、通络止痛为主要原则，其脉象辨别如表4–9所示。

表 4–9　脉象鉴别

脉象	病因	症状	方剂 / 中成药
脉沉紧或沉迟	寒湿	腰部冷痛重着，喜温，转侧不利，遇阴雨天或腰部受寒后加剧，体倦乏力，或肢末欠温，食少腹胀，舌质淡，舌体胖大，苔白腻而润	小活络丹
脉濡数或弦数	湿热	腰髋弛痛，牵掣拘急，痛处有热感，遇冷痛减，口渴不欲饮，尿色黄赤，舌质红，苔黄腻	加味二妙散
脉弦涩或细数	瘀血	痛处固定，痛如锥刺，日轻夜重，痛处拒按，或持续不休，活动不利，甚则不能转侧，面晦唇暗，舌质发绀或有瘀点、瘀斑，病程迁延，常有外伤、劳损病史	桃红四物汤
脉细	肾虚	腰部酸软，喜按喜揉，下肢无力，遇劳加重，卧则减轻，反复发作	圣愈汤加减

第五章 《濒湖脉学》学术特点与传承

一、《濒湖脉学》学术特点

（一）脉分阴阳

在李时珍的医学巨著《濒湖脉学》中，以阴阳学说为框架，对纷繁复杂的脉象进行了系统性的分类与阐释，这种脉分阴阳论是对于脉学的一种创新性理论，不仅深化了中医脉诊的理论体系，也为后世医者提供了宝贵的诊断依据与思路。通过阴阳属性的划分，李时珍不仅展现了中医哲学思想的精髓，还巧妙地将脉象特征与所主病证紧密联系在一起，使得脉诊成为中医临床实践中不可或缺的重要工具。

李时珍将27脉分为阳脉、阴脉、阳中阴脉及阴中阳脉4大类。其中，阳脉共计8种，分别为浮脉、数脉、实脉、长脉、洪脉、紧脉、动脉、促脉；阴脉包括15种，分别为沉脉、迟脉、涩脉、虚脉、短脉、微脉、缓脉、革脉、濡脉、弱脉、散脉、细脉、伏脉、结脉、代脉；阳中阴脉有3种，分别为滑脉、芤脉、弦脉；阴中阳脉仅1种，即牢脉。

1. 八大阳脉

八大阳脉各具特色，共同体现了“阳”的属性。浮脉轻取即可得，如水漂木，主表证、热证及阳盛气虚之候，其阳性特征在于脉象浮浅、易于触及，犹如春日阳气初升，生机盎然。数脉则跳动急促，一息之间多于常脉，反映体内热盛或阴虚火旺，恰似夏季烈日炎炎，万物生长迅速。实脉坚实有力，三候皆然，是正气充实、邪气壅盛之征，如同秋季果实累累，实而不虚。长脉首尾端直，超过本位，主气血有余，气盛血涌，如同冬季阳光虽不炽烈，却能温暖大地，生机内藏。

洪脉来盛去衰，如洪水之来，滔滔满指，多因热盛、气血涌盛所致，展现出强烈的阳性特质。紧脉绷急弹指，状如转索，多见于寒邪侵袭，正气抗邪之态，犹如冬季寒风凛冽，万物紧束。动脉跳动明显，见于关部，短而滑数，主惊恐或痛证，其动如豆，跃然指下，体现了阳动不安的特性。促脉则数而时有一止，止无定数，是阳热亢盛、正邪相搏之象。

2. 15 种阴脉

相较于阳脉的显扬，15种阴脉则显得更为深沉内敛。沉、迟、涩、虚、短、微、缓、革、濡、弱、散、细、伏、结、代各脉，或深潜难寻，或迟缓无力，或艰涩不畅，共同勾勒出“阴”的轮廓。例如，沉脉重按始得，如石投水，主里证、寒证及阳气不足，犹如冬季之水下藏冰，寒气逼人；迟脉来迟，一息不足四至，多为寒凝血瘀，阳气失运，如同冬季日短夜长，万物沉寂；涩脉往来艰涩，如轻刀刮竹，多见于血瘀、气滞、精伤血少之证，其行不畅，如同秋季落叶飘零，生命之力渐衰；虚脉空豁无力，三部皆软，是气血两虚之候，如同秋风扫过，万物凋零，生机渐微；细脉细小如线，应指明显，多见于气血两虚、湿邪内阻等证，其细如丝，柔弱难寻，恰似深夜月光，清冷而遥远。

3. 阳中阴脉与阴中阳脉

至于滑、芤、弦三脉被归为“阳中阴”，则是因为它们在脉象特征上虽显阳性之态，如滑脉之流利展转，芤脉之浮大中空，弦脉之端直以长，但在所主病证上却多含阴性因素。滑脉虽流畅，却可主元气衰、痰饮宿食等内虚或邪实之证，体现了阳中寓阴的复杂性。芤脉虽浮大，却与血脱、血伤紧密相关，是阳气外浮而阴血内虚之象。弦脉虽端直有力，却常主痰饮、寒疝等阴寒内结之疾，展示了阳脉背后的阴病机制。

而牢脉作为“阴中阳”的代表，其脉象深沉难测，却多主寒实内结、正气尚存的实证，正如冬季寒潭之下，仍有暖流涌动，生机勃勃。这种分类不仅体现了中医脉诊的精细与深刻，也揭示了人体生理病理的复杂多变，以及阴阳互根互用的哲学思想。

综上所述，《濒湖脉学》中的脉象分类，不仅是对中医脉诊理论的一次重大贡献，更是对阴阳学说在中医临床实践中应用的一次生动诠释。通过对脉象的精细划分与深入分析，李时珍为后世医者提供了一套科学严谨且富有哲理的诊断体系，使得中医脉诊在诊断疾病、判断病情、指导治疗等方面发挥了重要作用。

（二）善用象思维

《濒湖脉学》善于运用“象”思维的特点统领脉学，使得各类的“象”得以归类，后应用于临床。从不同象的角度来解读脉，可以更贴近脉学的本原，使后学执简驭繁、把握精髓，提高临证辨病、辨证水平。以涩脉（图5-1）为例，《濒湖脉学》中记载：“细而迟，往来难，短且散，或一止复来。参伍不调。如轻刀刮竹。如雨沾沙。如病蚕食叶。”它将涩脉这一抽象概念，巧妙地融入了自然与生活的广阔图景之中，使得医者在学习脉象时，能够借助这些熟悉而具体的意象，深刻体会其内在含义。

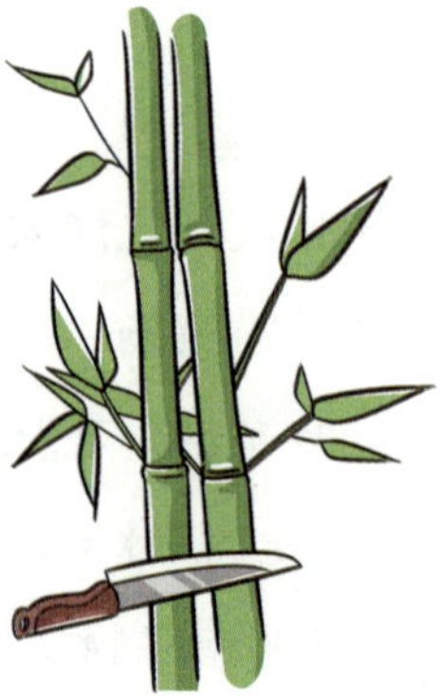

图 5-1　涩脉如轻刀刮竹

（三）汇集脉学成果

李时珍在编纂《濒湖脉学》一书时，广泛涉猎并深入研究了诸多古代中医典籍，特别是针对脉学领域的精髓进行了细致的提炼与系统的整理。他承袭了《黄帝内经》《难经》《脉经》等历代名医的宝贵经验，除此之外，还有《皇甫谧甲乙经》《玄珠密语》《扁鹊脉经》《千金方》《外台秘要》等数十本著作，使这些散落在历史长河中的脉学智慧得以汇聚，熠熠生辉。李时珍的这项工作，不仅是对中医传统脉学思想的珍贵传承，更是为后世中医脉诊学的发展奠定了坚实的基础，沿用至今，继而对当今中医脉诊学的形成起到重要作用。

如对脉象特征的论述方面，李时珍不拘泥于一家之言，而是一一列举不同著作和医家对各脉象特点的论述，并且标明来源，为读者提供更多参考。读者可以对比分析各来源描述，撷取共同点，从而更有利于掌握共同点。例如，对于涩脉脉象特征的论述中，“细而迟，往来难，短且散，或一止复来”出自《脉经》；“参伍不调”出自《素问》，“如轻刀刮竹”出自《脉诀》；“如雨沾沙”为通真子（宋代刘元宾）所述。

（四）脉证结合辨病证

《濒湖脉学》在探讨部分脉象与疾病关联时，展现了高超的智慧。它不仅明确指出了特定脉象所可能指示的疾病类型或证候模式，更是通过巧妙结合患者的实际症状表现，深化了对病性、病位的判断。书中以“主病诗”的形式，精炼而准确地总结了脉象与疾病之间的内在联系，使得诊断过程既富有艺术性又具备高度的科学性，有效提升了疾病与证候诊断的精准度和效率。

（五）明确长脉、短脉，以及牢脉的位置、主病和特征

除了《脉经》中提及的24脉以外，李时珍在《濒湖脉学》中增加了长脉、短脉及牢脉3种脉象。与其他脉象一样，详细论述了3种脉象的特征、脉体、相类脉、主病等内容。这3种脉象也经过后世医家的进一步研究与探索而沿用至今。

（六）独特的平脉观

平脉即指正常人的脉象，其特征可以概括为有胃、有神、有根。即以从容和缓、至数匀齐、脉动有力、沉取不绝、尺脉有力为特点。但是正常人的脉象也受时令、地域、体质、情志、劳欲等因素的影响，从而产生相应的变化。《濒湖脉学》中的平脉观包括四时平脉、五脏平脉、不同体质的平脉等。

1. 五脏平脉

李时珍在《濒湖脉学》中的描述体现了他的五脏平脉观。如“浮为心肺，沉为肾肝，脾胃中州，浮沉之间。心脉之浮，浮大而散。肺脉之浮，浮涩而短。肝脉之沉，沉而弦长，肾脉之沉，沉实而濡。脾胃属土，脉宜和缓，命为相火，左寸同断。”这段话可以从两个角度理解，首先是诊脉部位遵循“上以候上，中以候中，下以候下”的原则，即上部脉象反映上焦（心

肺）状况，中部脉象关联中焦（脾胃）功能，下部脉象则体现下焦（肝肾）状态。这种对应关系基于脏腑在人体中的空间位置及其阴阳属性，如心肺居上焦且属阳，两手寸口脉象亦属阳，浮脉常主心肺；肝肾处下焦且属阴，两尺脉象为阴，沉脉则与肝肾相关；脾胃居中焦，其脉象介于浮沉之间，体现了在中医整体观念下，脏腑与脉象的紧密联系。然后，这段话可以进一步从脉象的体态特征分析，各脏腑的平脉直接映射其独特的生理功能。例如，心肺同属阳脏，但心为阳中之阳，应夏季火象，其脉象浮大且散，反映出心阳旺盛、气血充盛的特点；而肺虽亦为阳脏，但属阳中之阴，应秋季金象，其脉象浮中带涩且略显短促，体现了肺气宣降、收敛的特性。同样，肝肾虽均表现为沉脉，但肝作为阴中之阳脏，应春季木象，具有升发之性，故其脉沉而弦长，预示着肝气条达、生机勃勃；肾为阴中之阴脏，应冬季水象，其脉沉实且濡，反映了肾精内藏、滋养全身的功能。

当然，五脏平脉，均蕴含着应时的胃气，即脉象中蕴含着生命活动的正常节律与活力，这与病理脉象中的散、短、涩、弦、濡等因体质差异或疾病状态而异的脉象存在本质区别。因此，在中医脉诊实践中，准确辨识平脉与病脉，对于判断机体健康状况、指导临床诊疗具有重要意义。

2. 四时平脉

四时平脉是指正常人体随季节气候应变的正常脉象。在《濒湖脉学》中记载，“春弦夏洪，秋毛冬石，四季和缓，是谓平脉”。此论述细致描绘了四季变换中人体脉象的适应性变化。春季，气温回暖，生机盎然，人体阳气升发，血脉畅行，故脉象显现出弦长之态，反映气血向外舒展之趋势。夏日炽热，万物繁茂，人体顺应成长之势，血流加速，脉道充盈，脉象洪大，彰显蓬勃生机。秋季，凉风渐起，万物收敛，人体气血亦趋内敛，脉象轻浮而虚，体现收敛之特性。至于冬季，严寒凝霜，万物潜藏，人体阳气内收，脉象深沉且坚实，符合闭藏之道。

四时平脉不仅遵循和缓有胃气的总原则，更需顺应季节生、长、收、藏的节律，展现其特有的脉象变化。此外，平脉在某些季节还可能展现出特殊形态，《濒湖脉学》中也有对于这些特殊情况的记载，如“三秋得令知无恙，久病逢之却可惊”“短涩而浮秋喜见，三春为贼有邪干”等。这提示我们，秋季偶见浮短涩脉，虽非典型平脉，但在特定季节背景下亦属正常生理反应；反之，春季若见此脉象，则可能预示着病理状态。类似的，细脉在秋冬老弱之人中较为适宜，而洪脉则更常见于夏季，体现了脉象与季节、体质的密切联系。

李时珍基于深厚的临床实践与理论积累，强调了脉象诊断中“知常达变”的重要性。他提醒医者，在诊脉时应灵活变通，不拘泥于固定模式，应综合考虑患者体质、季节变化等因素，以准确判断脉象的病理生理意义。

3. 其他平脉

李时珍认为，即使是正常人，除了四时及五脏外，体质、年龄、性别等因素也会影响脉象特征，并且在《濒湖脉学》中多次体现此观点。首先是性别，例如，“女子寸兮男子尺，四时如此号为平”“男女脉同，惟尺则异，阳弱阴盛，反此病至”。基于中医理论，男性生理特性以气为主导，气性属阳，具有易于升浮的特性，而寸脉作为脉象的一部分，同样体现阳性特征，故在男性中，寸脉常显现较尺脉更为旺盛之态。反之，女性生理构造则以血为根本，血性属阴，倾向于沉降，且尺脉亦被归类为阴性脉象，因此，在女性脉象中，尺脉相较于寸脉往往更为强盛。鉴于此，女性之寸脉与男性之尺脉，若常年保持柔和、滑利且带有一定沉取感的脉象特征，则被视为各自性别中的正常脉象表现。这种脉象特征不仅体现了中医关于性别差异在生理病理上的深刻认识，也在临床实践中指导脉象的准确辨析与疾病诊断。

其次是年龄，在《濒湖脉学》中有不同年龄平脉变化的记载，如“阳陷入阴精血弱，白头犹可少年愁”“小儿之脉，七至为平”“浮沉表里分虚实，惟有儿童作吉看”。依据中医体质与年龄关系的理论，儿童体质稚嫩，阴阳未充，即所谓“稚阴稚阳”，故其脉象常表现为疾速而稍数，反映出儿童生长发育阶段特有的生理特点。进入青壮年期，人体血气充盈，生理功能达到鼎盛，脉象多显充实而洪大，体现了青壮年健康状态下的气血充盛。至老年阶段，人体血气逐渐衰退，生理机能趋于衰弱，脉象则多为濡软细弱，反映了老年人群体的生理变化规律。

在中医诊断中，脉象与年龄的相应性是判断平脉与病脉的重要依据之一。若脉象与个体年龄特征相符，如儿童见数脉、老年人见弱脉，则视为平脉，属于正常生理现象。反之，若脉象与年龄特征不符，如老年人出现数脉，或青壮年显现弱脉，则提示病理状态，称为病脉，需进一步结合其他四诊信息进行综合分析和治疗。因此，脉象与年龄的相应性分析在中医临床中具有重要意义。

二、《濒湖脉学》对脉学的传承

脉诊的确切源点，尚难考辨，从中国古代医学的发展史看，西周时期作为古代中华文明的重要阶段，医学知识开始逐渐系统化。在这一时期，王官不仅是政治权力的象征，更是知识与技艺的守护者，脉诊方术便是在这样的背景下，由王官阶层掌握并传承，为后世医学的发展奠定了坚实的基础。然而，随着春秋战国时期的到来，社会结构发生了深刻变革，学术思想百家争鸣，医学领域也不例外。脉诊术不再局限于官方，而是开始在民间广泛传播，成为普通民众也能接触到的医疗手段。这种变化不仅促进了医学知识的普及，也激发了更多医家对脉诊技术的探索与创新，为中医脉学理论的最终形成提供了丰富的实践土壤。从代表性著作中探究脉诊的源流，中医的脉学理论形成于《黄帝内经》，作为中医理论的奠基之作，对脉诊进行了系统而深入的阐述，标志着中医脉学理论的正式形成。这部经典不仅详细描述了脉象的分类与特征，还揭示了脉象与人体脏腑、气血、经络之间的内在联系，为后世医家提供了宝贵的理论指导。此后，历代医家在前人的基础上不断摸索、总结，涌现出《难经》《脉经》等一系列脉诊专著，这些著作进一步丰富了中医脉学理论的内容，使其更加完善、系统。《濒湖脉学》在充分继承前人思想理论的基础之上，结合李时珍的临床实践，逐步完善脉学理论。

（一）对《黄帝内经》的传承

《濒湖脉学》在传承《黄帝内经》精髓方面，主要体现在“脉应四时”“平脉与病脉”“脏象与脉”等理论。“脉应四时”理论，强调脉象随季节变化而变化的自然法则。细化“平脉与病脉”的辨识技巧，有助于医者更精准地区分健康与疾病状态下的脉象差异。“脏象与脉”理论，将脏腑功能与脉象变化紧密相连，为中医诊断提供了更为丰富的信息来源。

1. 脉应四时

在《黄帝内经》多个篇章中均提及“脉应四时”，如《素问·玉机真脏论》篇记载的“春脉如弦，太过则令人善忘，忽忽眩冒而巅疾，其不及则令人胸痛，引背下则两胁满；夏脉如钩，太过则令人身热，而肤痛为浸淫，其不及则令人烦心，上见咳唾，下为气泄；秋脉如浮，太过则令人逆气而背痛愠愠然，其不及则令人喘，呼吸少气而咳，上气见血，下闻病音；冬脉如营，太过则令人解，脊脉痛而少气不欲言，其不及，则令人心悬如病饥，中清脊中痛，少腹满，小便变”。

《濒湖脉学》继承了《黄帝内经》中提及的“脉应四时”理论。如对短脉有“短涩而浮秋喜见，三春为贼有邪干”的论述，表明秋天如果出现短脉、涩脉且脉位浮的脉象，是正常的，如果春季出现则为邪气侵袭的表现。如对洪脉有“若在春秋冬月分，升阳散火莫狐疑”的论述，阐述了治疗原则，即夏季出现洪脉为平脉，春、秋、冬季适合用升阳散火法治疗。如对浮脉有“三秋得令知无恙”的论述，表明了正常人如果在秋季出现浮脉，则是正常的生理变化。如对细脉有“春夏少年俱不利，秋冬老弱却相宜”的论述，这表明，青少年身体健壮，正常情况下也应当气血充足而旺盛，出现细脉是一种很不正常的现象，需要及时调养，否则身体长期处于亏虚状态，会出现各种疾病；而老年人由于年龄原因阳气不足，容易体弱多病、气血亏虚，出现细脉也是很正常的，是和自然界的气候变化相适应的。

2. 平脉与病脉

平脉是指无病健康之人的脉象，表现为平稳有力，无特殊异常；平脉是体内气血运行状态良好的反映，代表身体处于健康状态（图5–2）。胃气是平脉形成的基础，并受季节、年龄、情志等因素的影响。而病脉则是指人体在疾病状态下，脉象失去平衡，呈现出各种异常变化的脉象；病脉反映了体内气血运行状态的异常，是疾病在脉象上的具体表现。医者通过对比患者的脉象与平脉的差异，来判断患者是否患病及疾病的性质、病因和病位。

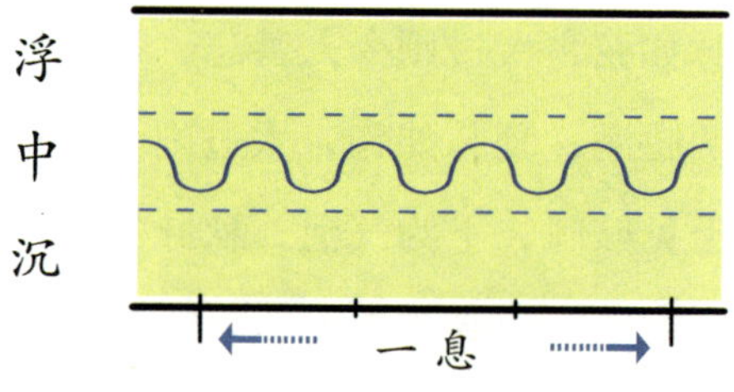

图 5–2　正常脉象示意图

关于平脉，《黄帝内经》中多个篇章曾有记载。如在《素问・平人气象论》篇章中记载“春胃微弦曰平：春令木王，其脉当弦，但宜微弦而不至太过，是得春胃之充和也，故曰平；夏胃微钩曰平：夏令火王，其脉当钩，但宜微钩而不至太过，是得夏胃之和也，故曰平；长夏胃微耎弱曰平：长夏属土，虽主建未之六月，然实兼辰戌丑未四季之月为言也。四季土王之时，脉当耎弱，但宜微有耎弱而不至太过，是得长夏胃气之和缓也，故曰平；秋胃微毛曰平：秋令金王，其脉当毛，但宜微毛而不至太过，是得秋胃之和也，故曰平；冬胃微石曰平：冬令水王，脉当沉石，但宜微石而不至太过，是得冬胃之和也，故曰平”。表明平脉会随季节变化而表现为不同脉象。关于病脉，《黄帝内经》中记载的脉象多达数十种，不仅详尽记录了浮、沉、迟、数、虚、实这六大基本脉象，更是细腻地描绘了诸如滑、涩、毛、钩、营、坚、揣、劲等数十种复杂而微妙的脉象变化。除了常见的浮、沉、迟、数、虚、实外，还包括滑、涩、毛、钩、营、实、坚、揣、劲等脉象，深入探讨了病脉的成因，认为其与五脏六腑的功能失调、气血阴阳的盛衰变化密切相关，并且详细阐述了病脉与具体疾病、症状之间的内在联系，为后世脉学的发展奠定了理论基础。

《濒湖脉学》继承了《黄帝内经》的平脉理论，如“阳寸阴尺，上下同等，浮大而耎，无有偏胜者，平脉也”“脉一息五至，肺、心、脾、肝、肾五脏之气，皆足五十动而一息，合大衍之数，谓之平脉”“心脉浮大而散，肺脉短涩而散，皆平脉也”等。《濒湖脉学》按照篇章可以划分为三部分内容，分别为序言、27病脉、四言举要，可见，病脉论述为《濒湖脉学》的主要内容。如散脉，体状诗为“散似杨花散漫飞，去来无定至难齐。产为生兆胎为堕，久病逢之不必医”，相类诗为“散脉无拘散漫然，濡来浮细水中绵。浮而迟大为虚脉，芤脉中空有两边”，主病诗为“左寸怔忡右寸汗，溢饮左关应耎散。右关耎散胻胕肿，散居两尺魂应断”。描述了散脉的特征，与虚脉和芤脉的鉴别及散脉各分部的主病信息。

3. 脏象与脉

“脏象”这一概念的渊源可追溯至医学典籍《黄帝内经》，标志着中医学领域对于人体内脏器官及其生理病理表现系统认识的开端。在《黄帝内经》的《素问·五脏生成篇》中记载，“五脏之象，可以类推”，这一表述不仅揭示了五脏之间相互关联、相互影响的复杂关系，还预示着通过观察和类比可以深入理解其生理机制及病理变化的思路。通过无数医家代代相传的深入研究与精心整理，这一理论框架不断丰富和完善，最终演化成为现代中医学中一套完整而深刻的脏象理论体系，为中医的诊断、治疗及预防提供了坚实的理论基础。

《黄帝内经》中脏象理论对脉学的影响可以分为脏腑平脉与病脉，如《素问·三部九候论》有言："夫察腑知病，必先知经脉，然后知病脉，察脏知死，须知真脏脉见者，至胜克之日而死。"《素问·脉要精微论篇》记载"五脏病脉，一曰搏坚而长，一曰软而散，而其为病多皆不足，何也？"等。《濒湖脉学》对五脏脉分别有浮脉"浮脉法天，有轻清在上之象，在卦为乾，在时为秋，在人为肺，又谓之毛"，弦脉"弦脉在卦为震，在时为春，在人为肝"，洪脉"洪脉在卦为离，在时为夏，在人为心"，缓脉"缓脉在卦为坤，在时为四季，在人为脾"，沉脉"沉脉法地，有渊泉在下之象，在卦为坎，在时为冬，在人为肾，又谓之石，亦曰营"的论述。"血盛则脉滑，故肾脉宜之。气盛则脉涩，故肺脉宜之"表明肾脉和肺脉有滑、涩之象为宜。"心脉软散，怔忡；肺脉软散，汗出；肝脉软散，溢饮；脾脉软散，胻肿，病脉也。肾脉软散，诸病脉代散，死脉也"描述了心脉的脉象表现为软弱无力且散乱不整，表现为怔忡；肺脉此时可能出现汗出的症状；肝脉此时可能导致溢饮的发生；脾脉可能导致小腿水肿的症状；肾脉出现代散等复杂脉象时，往往预示着病情危重。

（二）对《难经》的传承

对《难经》的传承主要体现在"独取寸口"的诊脉方法上。该诊脉方法首创于《难经》，《难经·一难》曰："十二经皆有动脉，独取寸口，以决五脏六腑生死吉凶之法，何谓也？然，寸口者，脉之大会。手太阴之脉动也。”《难经》认为：①寸口是营卫气血循环运行、周而复始的重要汇合处，所以独取寸口；②寸口是手太阴肺经可触及的搏动处，经脉的运行与呼吸有密切的相关性。

独取寸口诊脉法不仅仅代表脉诊方法的简化，更重要的是在诊断思维上发生了新的变化。在《黄帝内经》中，寸口脉诊法表示局部的脉象反映局部的病变。而《难经》中有多处论及脉象与脏腑的配属关系问题，将脉象与全身各个器官及经络紧密地联系起来，后续多部医学著作均继承了寸口诊脉方法，并沿用至今。《濒湖脉学》中论述的脉象皆为寸口脉。

（三）对《脉经》的传承

1. 脉象特征

《濒湖脉学》中一共记载了27种脉象，其中24种均来自王叔和的《脉经》，具体差异见表5-1。其中，《脉经》与《濒湖脉学》中23种脉象的名称完全一致，仅1个脉象有所区别。在《脉经》中有1个脉象名称为软脉，在《濒湖脉学》中被称为濡脉，两者含义相同。除了《脉经》中的24种脉象之外，《濒湖脉学》还新增加了长脉、短脉和牢脉。

此外，《濒湖脉学》在脉象特征的描述上直接引用了《脉经》中的相关内容，一部分为原文引用，另一部分则在描述细节和措辞上略有出入，如“浮脉，举之有余，按之不足”在两书中描述一致；“迟脉，呼吸三至，去来极迟”为《脉经》中对迟脉的描述，《濒湖脉学》中则为“迟脉，一息三至，去来极慢”。可见，在脉象特征方面，李时珍基本认同王叔和在《脉经》中的论述。

表 5–1　《脉经》与《濒湖脉学》关于脉象的差异

书名	脉象数量	相同脉	不同脉
《脉经》	24	浮脉、芤脉、洪脉、滑脉、数脉、促脉、弦脉、紧脉、沉脉、伏脉、革脉、实脉、微脉、涩脉、细脉、软脉、弱脉、虚脉、散脉、缓脉、迟脉、结脉、代脉、动脉	长脉、短脉、牢脉
《濒湖脉学》	27	浮脉、芤脉、洪脉、滑脉、数脉、促脉、弦脉、紧脉、沉脉、伏脉、革脉、实脉、微脉、涩脉、细脉、濡脉、弱脉、虚脉、散脉、缓脉、迟脉、结脉、代脉、动脉	

2. 相兼脉主病

由于病因的相兼性、病机的复杂性、症状的多样性及脏腑的相关性等，单一的脉象往往难以全面准确地反映病情的全貌及细微变化，通常会出现相兼脉象。《脉经》在《辨三部九候脉证第一》《平杂病脉第二》等章节中，对相兼脉主病有大量论述，如“寸口脉沉而紧，苦心下有寒，时痛，有积聚”“浮洪大长者，风眩癫疾”等。

在《濒湖脉学》中，同样看中相兼脉，浮、沉、迟、数4种脉象被尊为相兼脉的基石与纲领。其中，浮脉与沉脉分别象征着病邪的表里位置，前者主表，后者主里，它们构成了八纲辨证中表里两纲的脉象基础。而迟脉与数脉，则如同寒热的晴雨表，迟脉主寒，数脉主热，共同涵盖了八纲中的寒热两纲。因此，这4种脉象可与大部分脉象相兼出现，共同主病。也正因如此，《濒湖脉学》中包含了浮、沉、迟、数脉的相兼脉数量较多，如对沉脉相兼脉主病的论述有“浮紧表寒须发越，紧沉温散自然安”“短脉惟于尺寸寻，短而滑数酒伤神。浮为血涩沉为痞，寸主头疼尺腹疼”。

3. 三部脉分候脏腑

在《素问·脉要精微论》中，首次提出了寸口脉三部分候脏腑，即寸、关、尺三部与人体脏腑之间存在对应关系，构建了寸关尺配属相应脏腑部位的雏形。王叔和的《脉经》进一步细化了这一理论，不仅详细阐述了寸关尺各部的具体候诊部位，还扩展了脉诊的深度和广度，使之更加系统和完善。《脉经》将这一理论进一步完善并确立，李时珍的《濒湖脉学》则在前人基础上进行了深入继承与发扬，《濒湖脉学》将其继承，并沿用至今，成为中医脉诊不可或缺的重要组成部分。

《濒湖脉学》在论述脉象主病方面，便以这一理论为依据，如迟脉主病诗“寸迟必是上焦寒，关主中寒痛不堪。尺是肾虚腰脚重，溲便不禁疝牵丸”，指明上焦为寸部所候，关部为中焦所候，尺部候肾。洪脉主病诗“寸洪心火上焦炎，肺脉洪时金不堪。肝火胃虚关内察，肾虚阴火尺中看”，较为全面地指明了三关所对应的脏腑，其中，寸部对应肺，关部对应肝，尺部对应肾。

4. 脉象鉴别

王叔和在《脉经·脉形状指下秘诀》中首次提出相似脉象鉴别，包括浮与芤、弦与紧、滑与数、革与实、沉与伏、微与涩、软与弱、缓与迟8组相类脉；在《脉经·辨脉阴阳大法》中指出：“心肺俱浮，何以别之？然：浮而大散者，心也；浮而短涩者，肺也。肾肝俱沉，何以别之？然：牢而长者，肝也；按之软，举指来实者，肾也。”

李时珍在《濒湖脉学》中，不仅深刻继承了王叔和关于脉象鉴别的思想精髓，还进一步发扬光大。他为每一种脉象及其易混淆的多种脉象进行了详尽的区分与辨析，特别注重在细微之处捕捉并阐述各脉象间的差异，从而极大地增强了每种脉象的特征和辨识度。为了更直观、更容易地传授这些脉象知识，李时珍创造性地采用了“相类诗”的文学形式，将复杂的脉象鉴别要点凝练成朗朗上口的诗句，使得后世医者能够更加便捷地掌握和运用这些宝贵的脉象诊断技巧。如“洪脉来时拍拍然，去衰来盛似波澜。欲知实脉参差处，举按弦长愊愊坚”“中空旁实乃为芤，浮大而迟虚脉呼。芤更带弦名曰革，血亡芤革血虚虚”。

此外,《濒湖脉学》对缓脉、弦脉等脉象的相兼脉数量的描述相对较多，对主病的研究更为深入，在论述上更具逻辑性和系统性。在一定程度上可以认为,《濒湖脉学》是在《脉经》的基础上，将脉象鉴别的理论与实践推向了新的高度。